世界卫生组织有关公共卫生的伦理指南

世界卫生组织关于公共卫生监测中伦理问题的指南
WHO GUIDELINES ON ETHICAL ISSUES IN PUBLIC HEALTH SURVEILLANCE

实施遏制结核病战略的伦理指南
ETHICS GUIDANCE FOR THE IMPLEMENTATION OF THE END TB STRATEGY

与媒介传染病相关的伦理问题
ETHICAL ISSUES ASSOCIATED WITH VECTOR-BORNE DISEASES

主译 / 巴 璐

主编 / 戎 彧 陆 伟 鲍倡俊

编译 / 丁晓艳 蔡慧媛

主审 / 朱凤才

东南大学出版社
SOUTHEAST UNIVERSITY PRESS
·南京·

图书在版编目(CIP)数据

世界卫生组织有关公共卫生的伦理指南 / 巴璐主译.
— 南京：东南大学出版社，2021.3
ISBN 978 - 7 - 5641 - 9341 - 6

Ⅰ. ①世… Ⅱ. ①巴… Ⅲ. ①公共卫生 - 伦理学 - 研究 Ⅳ. ①R1-05

中国版本图书馆 CIP 数据核字(2020)第 263219 号

世界卫生组织有关公共卫生的伦理指南

Shijie Weisheng Zuzhi Youguan Gonggong Weisheng de Lunli Zhinan

主　　译	巴　璐
出 版 人	江建中
出版发行	东南大学出版社
责任编辑	陈潇潇
社　　址	南京市四牌楼 2 号
邮　　编	210096
经　　销	新华书店
印　　刷	江苏扬中印刷有限公司
开　　本	787 mm×1092 mm　1/16
印　　张	9.75
字　　数	260 千字
版　　次	2021 年 3 月第 1 版
印　　次	2021 年 3 月第 1 次印刷
书　　号	ISBN 978 - 7 - 5641 - 9341 - 6
定　　价	32.00 元

* 本社图书若有印装质量问题，请直接与营销部联系，电话：025 - 83791830。

1. ［WHO Guidelines on Ethical lssues in Public Health Surveillance］. Geneva：World Health Organization；［2017］.

2. ［Ethics Guidance for the Implementation of the End TB Strategy］. Geneva：World Health Organization；［2017］.

3. ［Ethical Issues Associated with Vector - Borne Diseases］. Geneva：World Health Organization；［2017］.

前言

公共卫生作为一门科学和艺术,主要通过评价、政策发展和保障措施来预防疾病、延长寿命和促进人的身心健康。其工作范围包括人群的健康监测、疾病防制、健康教育、环境和职业卫生、消毒和媒介控制等,其目标主要是改善人群而不是个人的健康。

从希波克拉底流传下来的古老医学伦理学传统主要围绕医患关系,换言之,即主要围绕个人之间的关系,这是因为医学和研究伦理规范一般都高度重视个人自主权。然而,公共卫生以人群为重点,因此要求将这种关系扩大到整个社会,这一优先权被认为不适合公共卫生实践。这种从个人到集体的转变要求对所涉及的伦理原则进行反思,虽然公共卫生与生物医学遵循同样的伦理原则,但更具体的生物医学行动指南和医疗卫生伦理准则却并不适合公共卫生。一些人认为公共卫生伦理与临床伦理有很大的区别,公共卫生和公民自由的精神存在冲突。

公共卫生可能需要侵犯个人权利,以促进集体利益,从而会对通常适用于临床伦理学的标准构成直接挑战。公共卫生不仅会侵犯公民隐私,还可能限制公民的其他自由。例如,当公共卫生监测涉及基于实名的报告时,只要特定人群的信息在某种程度被泄露,就会引发这些人对侵犯隐私、歧视和污名化的深切担忧。在疾病流行期间,公共卫生可能要求强制性检疫、隔离或财产扣押。那么限制个人自由以促进公众健康这个共同利益的理由是什么?

知情同意是伦理自主原则的最重要形式，违反这一要求就破坏了生物伦理学的基础。然而，公共卫生活动不仅涉及传染病暴发，还涉及癌症、糖尿病和中风等非传染性疾病，以及职业暴露、药物使用、道路事故、伤害、疫苗接种状况和疫苗反应、结核病筛查、社区范围的杀灭蚊虫等，在波及范围广、人数多的情况下，寻求有效的知情同意通常是不切实际的。

　　提前建立决策制度和程序是确保在疫情暴发或采取其他公共卫生措施时做出符合伦理决定的最佳途径。世界卫生组织在考虑各国社会、文化和政治背景的情况下，召集各国政府、国际组织、卫生保健机构、民间团体、卫生工作者、受影响的个人和社区，以及公共卫生、伦理、卫生法和人权方面的专家，还有其他利益相关方制定切实可行的公共卫生指南，将科学和伦理紧密地结合起来，为公共卫生专业人员提供实际指导。

　　我国关于公共卫生伦理的研究不多，相关的指南性文件也不多。借鉴世卫组织的相关指南，将有助于提高我国伦理委员会审查公共卫生项目的质量，也有助于公共卫生专业人员在规划、实施和执行公共卫生措施时能够较全面地考虑到可能面临的各种伦理问题，最终形成一套适合我国实际的公共卫生伦理规范。本书收集了世卫组织的三个公共卫生相关指南，希望能为相关人员的实际工作提供参考。

译　者

2020 年 3 月

目 录

01

世界卫生组织
关于公共卫生监测中伦理问题的指南
WHO GUIDELINES ON ETHICAL ISSUES IN PUBLIC
HEALTH SURVEILLANCE

前言		4
致谢		5
Ⅰ	引言	7
Ⅱ	背景	11
Ⅲ	制定监测伦理的准则	14
Ⅳ	指南	18
Ⅴ	监测范围的变化	35
参考文献		36

02

实施遏制结核病战略的伦理指南
ETHICS GUIDANCE FOR THE IMPLEMENTATION OF
THE END TB STRATEGY

前言		46
致谢		47
缩写和首字母缩略词		49
概述		50
方法		52
总体目标和价值观		53
Ⅰ	以患者为中心的综合治疗和预防	62
Ⅱ	明确的政策和支持系统	83
Ⅲ	研究与新兴技术	93
参考文献		102
参考书目		108

Contents

03 | **与媒介传染病相关的伦理问题**
ETHICAL ISSUES ASSOCIATED WITH VECTOR-BORNE DISEASES

内容简介		115
Ⅰ	概述	116
Ⅱ	背景	117
Ⅲ	健康的环境和社会决定因素	122
Ⅳ	现场经验	127
Ⅴ	与社区的互动	130
Ⅵ	媒介控制	131
Ⅶ	预防、治疗和研究	136
Ⅷ	结论及下一步工作	141
参考文献		142
附录　与会者名单		145

世界卫生组织
关于公共卫生监测中伦理问题的指南
WHO GUIDELINES ON ETHICAL ISSUES IN PUBLIC HEALTH SURVEILLANCE

建议引文格式：WHO guidelines on ethical issues in public health surveillance. Geneva：World Health Organization；2017. License：CC BY‐NC‐SA 3. 0 IGO.

目录

前言 ·· 4

致谢 ·· 5

Ⅰ 引言 ·· 7

Ⅱ 背景 ·· 11

公共卫生监测定义 ·· 11

监测：伦理、法律和历史 ·· 12

Ⅲ 制定监测伦理的准则 ·· 14

现有指南 ·· 14

公共卫生伦理 ·· 16

Ⅳ 指南 ·· 18

指南1：各国有义务建立适当、可行和可持续的公共卫生监测系统。监测系统应根据相关公共卫生的当务之急，为数据收集、分析、使用和传播制定明确的目标和计划。

指南2：各国有义务建立适当、有效的机制，以确保监测符合伦理。

指南3：监测数据的收集只能用于合法的公共卫生目的。

指南4：各国有义务确保所收集数据质量合格、及时、可靠和有效，以实现公共卫生目标。

指南5：公共卫生监测规划应以透明的、政府确定的优先事项为指导。

指南6：国际社会有义务支持缺乏足够资源进行监测的国家。

指南7：在规划、执行和使用监测数据时，应考虑社区的价值观和关注点。

指南8：监测负责人应在进行监测之前辨别、评估，尽量减少因披露而造成伤害的风险。对伤害的监督应当是持续的，一旦发现就应采取适当行动以减轻伤害。

指南9：对那些特别容易受到疾病、伤害或不公正影响的个人或群体进行监测极其重要，需要仔细审查，避免给他们增加不必要的额外负担。

指南 10：各国政府和持有监测数据的其他机构必须确保可识别到个人信息的数据得到适当的保护。

指南 11：在某些情况下,收集姓名或身份识别数据是合理的。

指南 12：在需要可靠、有效、完整的数据集,并且相关保护措施到位时,个人有义务为监测做出贡献。在这种情况下,伦理上不要求知情同意。

指南 13：必须向相关目标受众有效地传达监测结果。

指南 14：在有适当保障措施和正当理由时,负责公共卫生监测的人员有义务与其他国家和国际公共卫生机构共享数据。

指南 15：在突发公共卫生事件期间,参与监测的所有各方都必须及时共享数据。

指南 16：在有适当理由和保障措施的情况下,公共卫生机构可以为了研究目的使用和共享监测数据。

指南 17：可识别个人身份的监测数据不应与下述机构共享,这些机构可能利用这些数据采取对个人的行动,或将数据用于与公共卫生无关的用途。

Ⅴ 监测范围的变化 ································· 35

参考文献 ································· 36

前 言

公共卫生监测是应对暴发和流行疾病的基础,但远远超出传染病的范畴。它有时被称为公共卫生的雷达,可以帮助绘制疾病分布地图、发现发病模式、查明病因和采取针对性的干预措施。例如,公共卫生监测对于了解日益增长的非传染性疾病的全球负担至关重要。通过帮助确定发病率和死亡率的模式和原因,公共卫生监测还有助于保证获得安全的食物、清洁的水、纯净的空气和健康的环境。

以符合伦理的方式进行的公共卫生监测,是在人群层面上促进人类幸福的基础,有助于减少不平等。那些由不公平、不公正导致的,且可以预防的痛苦只有先被发现,才能得到解决。但监测对参与者来说并非没有风险,有时甚至会造成伦理困境。这就需要参与监测的双方,监测方要考虑到被监测方的风险,考虑并平衡有关隐私、自主权、公平性和共同的善的问题,知道在实践中如何去做很具有挑战性。

我很高兴看到世卫组织将伦理作为公共卫生监测的核心,在这一重要领域发挥了领导作用。《世界卫生组织关于公共卫生监测伦理问题的指南》是这个领域的第一个国际准则,填补了一个重要空白。制定本指南的目标是帮助决策者和从业人员解决公共卫生监测中的伦理问题。17项伦理指南可帮助到每个公共卫生参与者:政府机构官员、医疗卫生工作者、非政府组织和私营部门的人员。非常感谢为出版本指南做出重要贡献的专家们和世卫组织的同事们。

世卫组织有理由断言,以预测伦理挑战和积极寻求减少不必要风险的方式进行的公共卫生监测,为社会福祉提供了架构。现在应由国际社会和各国应对这一挑战,在其监测系统中执行本指南。

卫生系统和创新部助理总干事
Marie-Paule Kieny 博士

致 谢

本指南由世卫组织全球卫生伦理团队编写,由 Andreas Reis 领导,由卫生系统和创新、信息、证据与研究部的 Abha Saxena 负责协调。

世卫组织特别感谢世卫组织指南编写组共同主席:美国得克萨斯农工大学公共卫生学院、哥伦比亚大学生物伦理合作中心联合主任 Amy L. Fairchild 和伊朗伊斯兰共和国克尔曼医科大学的 Ali Akbar Haghdoost。

Amy L. Fairchild 是本指南的首席作家和总编辑。Ali Akbar Haghdoost 提供了技术文案,并负责确保该指南在监测系统运行方面的准确性。Angus Dawson 和 Lisa M. Lee 为制定指导原则和讨论做出了重大贡献。Calvin Ho Wai Loon 提供了关于法律制度和问题的核心文本。Jennifer L. Gibson 提供了有关权责和治理的文本。Ronald Bayer 在本项目的大部分时间里担任合作中心全球网络主席,和 Ross Upshur 以及 Carla Saenz 在编辑方面发挥了关键作用。Ronald Bayer,Michael Selgelid,以及 Angus Dawson 实质性地处理了指南编写组和外部评审员的评论意见。Michael Selgelid,Andreas Reis,Amy Fairchild 和 Ronald Bayer 准备了资助本项工作的赠款提案。

世卫组织非常感谢世卫组织指南编写组的贡献,该小组分享了广博的知识、提供了原始文本和对本指南的评论意见。所有这些人也是本指南的共同作者:

Kokou Agoudavi,多哥卫生部;Jimoh Amzat,尼日利亚索科托州乌斯玛努·丹佛迪沃大学;Ronald Bayer,美国哥伦比亚大学梅尔曼公共卫生学院;Philippe Calain,瑞士无国界医生组织;丛亚丽,中国北京大学健康科学中心;Angus Dawson,澳大利亚悉尼大学;Claire Gayre,比利时纳穆尔大学;Jennifer L. Gibson,加拿大多伦多大学生物伦理学联合中心;Kenneth Goodman,美国迈阿密大学;Vijayaprasad Gopichandran,印度泰米尔纳德邦公共卫生学院;Einar Heldal,挪威公共卫生研究所;Calvin Ho Wai Loon,新加坡国立大学生物医学伦理学中心;Hussain Jafri,巴基斯坦阿尔茨海默病委员会;Lisa M. Lee,美国生物伦理问题研究总统委员会;Sergio Litewka,美国迈阿密大学;Mina

Mobasher,伊朗伊斯兰共和国克尔曼医科大学;Keymanthri Moodley,南非斯坦陵布什 Stellenbosch 大学;Boateng Okyere,加纳大学;Maria Consorcia Quizon,菲律宾流行病学和公共卫生干预网培训项目;Pathom Sawanpanyalert,泰国食品药品监督管理局;Michael Selgelid,澳大利亚莫纳什大学;Ross Upshur,加拿大多伦多大学;Effy Vayena,瑞士苏黎世大学。

十分感谢世卫组织生物伦理合作中心的全球网络及其成员。

世卫组织感谢各观察员提供的支持:Ehsan S. Gooshki,伊朗伊斯兰共和国德黑兰大学;Katherine Littler,英国惠康信托;Debra Mosure,美国疾病预防和控制中心;Patricia Sweeney,美国疾病预防和控制中心;Hans Van Delden,荷兰乌得勒支大学医疗中心。

非常感谢两名顾问的支持和贡献:Carl H. Coleman,美国西顿霍尔大学法学院;Michele Loi,瑞士联邦理工学院。

本指南得益于一个文献综述小组的工作,该小组成员包括:Corinna Klingler(组长),德国慕尼黑大学;Diego S. Silva,加拿大西蒙弗雷泽大学;Daniel Strech 和 Christopher Schürmann,德国汉诺威医学院;Michael Vaughn,美国哥伦比亚大学公共卫生学院。

世卫组织全球卫生伦理小组感谢世卫组织内部指导组就指南的制定提供的宝贵建议:Isabel Bergeri, Marie-Charlotte Bouesseau, Somnath Chatterji, Joan Helen Dzenowagis, Sergey Romualdovich Eremin, Jesus Maria Garcia Calleja, Margaret Orunya Lamunu, Anais Legand, Ahmed Mandil, Tim Nguyen, Bruce Jay Plotkin, Manju Rani, Leanne Margaret Riley, Pascal Ringwald, Carla Saenz Bresciani, Nahoko Shindo, Matteo Zignol, Ronald Johnson, Vasee Moorthy, Mahnaz Vahedi, Amin Vakili, Jihane Tawilah。

本指南还受益于一个外部审查小组的工作,该小组成员包括:Larry Gostin,美国乔治城法律中心;Philip Zucs, Gaetan Guyodo, Marieke Van Der Werf,瑞士欧洲疾病预防和控制中心;向倪娟,中国疾病预防控制中心公共卫生应急中心;Martyn Kirk,澳大利亚国立大学医学、生物学和环境学院;Thilaka Chinnaya,马来西亚卫生部;Mohammed Ben Ammar,曾就职于突尼斯卫生部;Lorna Luco,智利发展 Desarollo 大学生物伦理学研究所;Preet Dhillon 和 Shifalika Goenka,印度公共卫生基金会。

特别感谢为本指南做出贡献的全球卫生伦理小组的前实习生们:Nicholas

Aagaard, Sara Birch Ares, Hannah Coakley, Christine Fisher, Antonia Fitzek, Theresa Fuchs, Sandrine Gehriger, Christina Heinicke, Sophie Hermann, Katalin Hetzelt, Felicitas Holzer, Patrik Hummel, Helene Maree Jacmon, Euzebiusz Jamrozik, Selena Knight, Pat McConville, Sarah McNeill, Jan Nieke, Julia Pemberton, Maansi Shahid, Alexander Shivarev, Michael Vaughn.

世卫组织非常感谢得克萨斯农工大学公共卫生学院的 Phuong Bach Huynh 为本指南设计了封面。

世卫组织还要特别感谢以下组织的慷慨支持:瑞士布罗彻基金;澳大利亚蒙纳士—华威两校联盟种子基金计划"公共卫生安全伦理"项目;英国惠康信托;美国迈阿密大学生物伦理与健康政策研究所。

I 引 言

自 19 世纪末以来,疾病监测一直是一项基本的公共卫生活动(表 1-1),它是在人群层面上促进人类福祉行动的基础。公共卫生监测是应对疫情暴发和流行的基础,但远远超出传染病的范畴[1]。公共卫生监测有助于减少不平等,那些由不平等、不公正导致的,且可以预防的痛苦只有先被发现,才能得到解决。公共卫生监测对于了解非传染性疾病导致的日益增加的全球负担至关重要。通过帮助确定发病率和死亡率的模式和原因,公共卫生监测有助于确保获得安全的食物、清洁的水、纯净的空气和健康的环境。持续的环境监测不仅可以发现问题,还可以发出预警。职业病监测可以识别工作场所的暴露情况,并促使监管。监测可以通过提供有关健康及其决定因素的信息,帮助建立负责任的机构,为制定和评价公共卫生政策提供依据。例如,监测将是实现联合国可持续发展目标的核心。应用监测结果有助于促进政策选择。因此,如果能及时、适当地与民众和决策者分享监测结果,获取的监测信息就可以成为宣传工具。

然而,监测有时会引发激烈的争议。公共卫生监测不仅可能限制隐私,还可能限制公民其他自由。例如,在疾病流行期间,监测可能会引发强制性检疫、隔离或财产扣押[2]。当监测涉及基于实名的报告,并在一定程度上可以让民众获知,就会引发民众对侵犯隐私、歧视和污名化的深切担忧。当暴民式的反应取代关心、同情和有效的法治时,基于实名的报告就会严重伤害个人及其财产。

民众认为公共卫生系统不能保护实名的安全或者会以敏感方式发布汇总数据和相关信息,因此担忧更加严重("信息"在本指南中简称为"数据",因为记录包含的信息在类型和范围上各不相同)。在一些国家,艾滋病病毒/艾滋病(HIV/AIDS)的流行引发了根据姓名追踪病毒携带者的争议,然而即使能保证具体个人信息的安全性,当危险行为和受影响人群的细节被公开时,像同性恋性工作者和注射吸毒者这样的人群也会遭受歧视和污名化等社会伤害。由于这些担忧,HIV/AIDS的流行在国家和国际层面都推动了伦理和监管指南的编写,用于规划、收集和使用个人数据和综合数据。

表 1－1　公共卫生监测的纬度

范　围						
传染性疾病	非传染性疾病	环境因素	危险因素和风险指标	健康系统	人口统计变量	健康相关事件(如食品和药物安全,疫苗反应)

目　标						
流行病的早期发现和预警	趋势与空间分析	风险监测	生成假设	卫生系统绩效监测	控制措施评价	政策分析

数据收集工具						
登记	案例报告	重复调查	生物银行	二次利用数据源	以人群为基础的普查或哨点监测	社交媒体

分析类型				
发病率和患病率的估计	发病率和患病率的测量	趋势评估	空间分布评价	数据挖掘

用　途					
政策变化	结构性干预	病例或流行病检测	检验假设	实施研究	质量保证

由于担心"不能数的东西不算数",未能实施公共卫生监测常常引发政治和伦理争议。例如,环境和职业健康倡导者早就提出了这一担心。即使对于至关重要的事件,监测仍然存在巨大差距。2014—2016年埃博拉疫情危机凸显了对疾病的发生和传播缺乏监测能力会带来的潜在的破坏性后果。监测数据的缺乏严重阻碍了有效的公共卫生或临床反应。埃博拉疫情只是一个引人注目的例子,说明了系统性监测不足的代价,以及国际社会对关键性监测支持的重要性。事实上还有许多其他职业性和环境性暴露,如哮喘、矽肺和其他暴露于砷或铅的有关疾病,无论是在高收入还是低收入国家都没有被统计。一些评论员认为,只有当公共卫生危机成为"国际和平与安全的威胁"时,监测才会成为高收入国家的优先事项[3]。但是,即便监测成为优先事项,如何将分散的、无联系的或整合过的数据集有效地用于公共卫生目的,仍然是个难题。

当污名、歧视或长期不平等的风险很高时,监测往往在公众不知情或不关心的情况下进行,这就不可避免地涉及价值观冲突,以及关于如何在不伤害个人或群体的情况下推进公共卫生目标的判断。因此,监测资源的优先权和分配不仅需要在社会内部,而且需要在全球范围内进行公开辩论。

目前已经有了具有里程碑意义的关于研究的伦理国际指南,比如流行病学研究,以及监测特定疾病和/或在特定国家使用的具体伦理指南,但还没有通用的国际伦理准则来指导公共卫生监测。这些监测涵盖传染性疾病、非传染性疾病(NCDs)、疾病暴发、环境和职业暴露,甚至是国家边界。国际医学科学组织理事会(CIOMS)、世界医学协会和其他机构已经认识到这一空白[4]。现在至关重要的是需要一份通用的国际伦理指南,作为判断超越国界的对所有的疾病和暴露进行公共卫生监测的基准。

鉴于高收入和低收入地区的公共卫生监测不均衡、不完整,以及不同的国家和不同行政区依据不同的法律体系授权监测,国际指南的碎片化和仅针对某些具体疾病的现况就不足为奇了。有很多原因使我们必须以跨越常规界限的方式处理公共卫生监测中的伦理问题。

公共卫生是在艾滋病、严重急性呼吸综合征(SARS)、流感、埃博拉出血热、寨卡病毒感染、肥胖和冠心病等全球健康威胁流行的时代运作的。考虑到许多疾病是动物源性的,监测将越来越多地涉及监测动物—人的接触。例如,对食物和动物饲料中的病原体监测必须与对人类中同样病原体的监测联系起来。

如今人们从社交媒体或手机的地理空间移动信息获取数据,其来源是以前无法想象的,现在的监测正是在收集和分享数据的能力取得重大进展的情况下进行的。识别疾病的能力同样也实现了技术飞跃:仅需一个样本,就可以通过基因分析快速识别病原体或病原菌株。与此同时,社群内部和国际社会内部的不平等现象更加明显。在利用技术变革的能力方面,不同国家和地区间的差距越来越大。一些国家的国内冲突不可避免地引发了健康危机,危机局势反过来又加剧了不平等,并对冲突地区的卫生监督和干预造成了更多障碍[3],这引起了联合国各机构和人道主义组织的注意。

这一引人注目的流行病学、社会、经济、政治和技术的全球现状,迫切需要填补空白的国际指南,明确处理公共卫生监测的伦理问题。这就是公共卫生监测伦理国际指南的目的。本指南由一个国际专家组编写,其成员包括监测、流行病学研究、生物伦理、公共卫生伦理和人权方面的专家。本指南的作者们来自一些国际上主要的研究机构以及一些非政府组织(NGOs),这些非政府组织既代表参与监测的团体和人群,也代表了那些对监测的收益和负担都非常感兴趣的团体和人群。作者们还代表了具有不同政治制度、社会价值和当务之急的南北方国家。

本指南是与发起该项目的世卫组织生物伦理合作中心全球网络合作编写的,得到了美国疾病预防和控制中心的技术支持,以确保指南考虑到数据收集、分析和传播的实际程序和成本,从而能够合理使用。本指南的编写基于对相关研究进行的系统的文献综述和符合《世卫组织指南制定手册》要求的灰色文献[5]。

本指南的编写目的是确定主要的伦理注意事项,以指导解决监测中可能出现的争议,而这本身就是政府的伦理义务。处理具体的伦理问题需要在文化、价值观、资源、政治传统和体制结构不同的情况下进行,有时对个人权利、社区共济和/或社会福祉的重要性抱有截然不同的期望。本指南还针对在持续的不公正和/或一再侵犯人权的情况下出现的挑战给出了应对措施。本指南不能为公共卫生监测中的所有难题提供具体答案。相反,却对公共卫生伦理的一系列核心考量,本指南规定了以公开透明方式进行监测、分享数据和社区参与的义务,同时认识到这一义务所受到的限制。对17项指南的解读不应相互孤立,也不应脱离对每一项指南的讨论。所有指南及其讨论部分共同阐述了参与监测方(包括政府机构官员、参与监测的医疗卫生工作者、非政府组织和私营部门)在做出决策时应仔细考虑和权衡监测数据的收集、分析、共享、交流和使用问题。

虽然本指南没有规定具体的监督机制,但指出鉴于首要任务是进行监测、分析数据并根据结果采取行动,因此责任和义务就一定要最终落到可持续的、实用的监督机制,确保系统地、透明地预测和应对公共卫生监测带来的伦理挑战。各国应确保这些指南的执行,并定期加以监督。

Ⅱ 背 景

公共卫生监测定义

一些国家对监测的定义很狭隘,另一些国家则相当宽泛。本指南涵盖了对监测的广泛理解。在最简单的提法中,监测的定义是"持续地观察"[6]或"监测与行动有关的人类事件"[7]。世卫组织一般将监测定义为"持续、系统地收集、分析和解释健康相关数据,用于规划、实施和评价公共卫生实践"[8]。健康数据是指与传染性和非传染性疾病、伤害和健康状况及其相关风险和决定因素有关的数据。对于传染病暴发,以及表明"可能发生国际疾病传播"的事件,《国际健康条例》(2005)将监测定义为"出于公共卫生目的,持续系统地收集、核对和分析数据,在必要时及时传播公共卫生信息,以供评估和采取公共卫生应对措施"[9]。

各国对公共卫生监测的理解差别很大。虽然监测通常被描述为系统或连续的,但并非所有国家、机构或学者都选择公共卫生监测的常规性质,而是强调数据收集的目的和功能(表1-1)。同样,尽管疾病和伤害是监测的主要内容,但一些监测还包括了重要公共卫生事件[10]和影响健康的环境条件[11]的决定因素。此外,出生和死亡等事件的人口动态登记虽然没有被明确描述为公共卫生监测系统的一部分,但往往被认为也是监测。

虽然国际机构经常赞助、补贴和监督中低收入国家的全国调查,以跟踪风险因素或健康结果的发展趋势,但通常由国家公共卫生部门负责公共卫生监测和活动。《国际健康条例》承认来自正式报告渠道以外的监测数据,包括非官方或非正式来源的,只要这些数据符合效度和信度的标准。

一些组织和专家认为,只有那些事先确定了目的的数据收集,即问题导向的数据收集才符合公共卫生监测的定义[12]。澳大利亚卫生部使用了更宽泛的监测流行病学定义——对有效控制相关疾病的发生和传播的所有方面进行持续的审查[13]。一些定义明确排除了病例发现(以及随后的检测和治疗)、公共卫生调查和流行病学研究、而另一些则认为使用流行病学信息属于监测范畴[14]。因此,监测不仅可能包括传染病和持续的数据收集,还有可能包括有针对性的流行病学研究,危险因素调查,或对由食物、水或环境造成的潜在危险进行广泛地监测,以及在工作场所或健康机构进行筛查。表 1－1 概述了属于公共卫生监测范围的活动。

虽然可能有更广泛和更狭隘的定义,但一般对监测的理解是收集数据以促成公共卫生行动,无论是直接干预、确定优先事项、分配资源还是宣传教育。一组监测专家指出,了解社区的健康状况是促进支持健康行为、识别和处理异常健康事件,以及防治疾病与伤害的第一步[12]。除了将监测与行动联系起来以实现目标外,几乎所有国家、机构和专家都强调将监测结果传达给"需要了解的人"的重要性,这些人包括公众、决策者、国家和国际科学界、方案规划人员、公共卫生部门、医疗机构和出资机构,以便能够进行干预、可持续地促进或宣传。

在公共卫生机构日常获得的数据类型方面,公共卫生实践的方式也在迅速变化。在某些情况下,数据是手工记录并保存在纸上的;在另一些情况下,它们是通过复杂的电子系统收集、储存和共享的。正如第Ⅴ部分所讨论的,大数据时代未来可能在公共卫生监测方面有巨大潜力,得到广泛理解,而且目前已经出现了令人烦恼的伦理问题。

在一些司法管辖区,监测系统可以迅速与电子健康记录直接连接。无论在公立的还是私立的健康医疗部门,公共卫生监测数据源与临床实践之间实现了协同工作[15]。公共卫生数据可用于通知自动决策支持系统或计算工具以触发警报。研究进一步表明,移动电话的地理空间数据可以准确地描述和预测个人的位置移动,从而预测疟疾和 H_1N_1 流感等疾病的传播[16-18]。

本指南对公共卫生监测系统的定义宽泛,其基础是世卫组织关于监测的一般定义:持续、系统地收集、分析、解释和分享健康相关数据,用于宣传和规划、实施和评估公共卫生实践。然而,即使系统能够运作,也需要进行新的、有针对性的研究,以应对流行病威胁。此外,公共卫生监测系统不仅依赖于临床实践,而且还可能为临床实践提供信息,并促进临床实践。

监测:伦理、法律和历史

各国建立了范围和目的不同的监测系统。国际法和条例一直是确保所有国家至少达到基本水平的公共卫生监测的重要手段。1969 年,世卫组织成员国通过了《国际健康条例》,这是对《国际卫生条例》的修订和合并,作为在联系日益紧密的世界中加强卫生安全的准则,于 1971 年生效[19]。《国际健康条例》规定,所有成员国都有法律义务建立某些核心公共卫生能力,包括监测和数据收集,目的是预防、控制或应对疾病的国际传播。

2003 年 SARS 危机的经历使得世界健康大会于 2005 年 5 月 23 日通过了对《国际健康条例》的重大修订[9]。《国际健康条例》最初侧重于不多的几种固定传染病,修订后的《国际健康条例(2005)》则允许灵活针对可能造成国际关注的突发公共卫生事件的任何疾病,规定各国有义务建立监测和应对疾病暴发的核心能力,以控制疾病和公共卫生事件。然而,截至 2014 年 11 月,还有 48 个国家未能通报其公共卫生能力或计划,另有 81 个国家要求延迟履行他们的义务[20]。2014 年暴发的埃博拉疫情表明,许多国家没有完成《国际健康条例》规定的义务;只有 64 个国家"实现了这些核心能力",只占接受《国际健康条例》约束国家的 1/3。虽然要求所有国家遵守《国际健康条例》,但在一些国家,有限的资源和政治不稳定因素会对监测构成障碍,如果没有国际援助,就可能无法克服这些障碍。

《国际健康条例(2005)》的局限性在于,它主要为应对国际关注的突发公共卫生事件提供了一个治理准则,该准则既不是为了建立全面的监测系统,也不是为了解决监测和实践所造成的伦理问题。国际条例与国家法律和条例一样是一种重要工具,既规定了实施监测的义务,同时也对监测实践进行了限制。然而,合法的并不总是合乎伦理的。伦理是严格评价法律、法规和实践,以及解决监测可能造成的价值冲突的重要工具。

地方和国家的监测系统出现于 19 世纪,几乎所有的监测系统都包括医生的病例报告。这些数据最初主要用于记录社会的进步或苦难[21]。然而,关于个人权利和人群健康的最激烈的斗争核心是监测措施,随着人们发现了细菌,并认识到许多疾病是在人之间传播的,这些措施使得对个人层面的干预成为可能。基于传染病报告的干预措施有时受到欢迎(例如转诊到诊所、提供食物和衣物),但有时会引起恐慌(当需要接受强制性疫苗接种或治疗、检疫,以及驱逐出境时)。官方发病率报告通常受到法律、法规和实践的保护而没有公开披露。监测也是实施人群健康措施的基础,如牛奶的巴氏杀菌、食品和药品生产的监管、住房改善和其他解决疾病结构性原因的措施。对这些措施的抵制,大部分来自独立或股份制企业,往往被归咎为争取个人权利的原因。

因担心病人受到干扰和时间被占用,医生往往会对委托他们报告的义务感到不快,甚至抵制,或根本无视委托他们报告的义务。但并非所有对发病率和死亡率的监测都要求按实名查到病例。例如,在工业化国家,性传播疾病的报告往往是通过编码而不是姓名进行的[21]。虽然追踪接触者需要实名,但大多数医生在患者提供了性伴侣的姓名并坚持治疗时,都会对编码病例进行匿名。实名是否必要或是否需要知情同意,往往引发辩论,因为在 20 世纪,监测范围扩大到癌症、糖尿病和中风等非传染性疾病,并扩大到职业暴露、药物使用、交通事故、伤害、疫苗接种状况和疫苗接种反应等[22]。

在 20 世纪,一方面往往是受疾病或健康状况影响的人对监测的必要性提出了质疑;但另一方面监测又是他们要求的"被关心的权利"[22]。与传染病监测不同的是,非传染性疾病监测所需资金不足,甚至严重不足,即使在高收入国家情况也是如此[23]。遭受有毒物质危害的工人和容易受到环境污染物影响的民众有时加入发起社会运动,以此获得关注和监测所需的资源;然而,更常见的情况是,慢性病威胁,特别是对弱势群体的威胁,仍然被忽视。

全球危机会暴露出系统性困难,而这些困难往往没有得到充分解决,例如一些国家向世卫组织提交的数据仍未统计患有结核病的无证移民[24-25]。但如果认为目前唯一的挑战是缺乏监测或报告不足,那就错了。结核病监测数据对于确定全球抗击艾滋病、结核病和疟疾基金的资助水平至关重要。监测人员有时发现自己面临着很大的压力,无法达到一些被批评为"不现实"的目标,他们必须在展示"好"结果还是失去工作之间做出选择,在某些情况下,这就对数据质量产生了不利的影响[26-27]。

本指南所依据的理解是:监测是公共卫生实践的基础,不能依靠危机或民众抗议来证明追踪疾病的目的是公共卫生。虽然本指南呼吁行动起来,但并不是呼吁无约束行动。相反,只有以预测伦理挑战,主动寻求减少不必要风险的方式进行的公共卫生监测才能为社会福祉提供架构。

Ⅲ　制定监测伦理的准则

现有指南

有关公共卫生监测实践中伦理问题的学术文献有限,主要集中于数据收集、数据的实际存储、使用、共享以及数据的传播方面。然而,学术文献[28]不能替代国家的推荐超越了现有的、只针对特定疾病的指南[29]。

在第二次世界大战后的几十年间,国家机构和各国都出台了一些指导涉及人的研究的伦理原则、指南和法律。针对被迫成为临床研究对象的个人受到的严重伤害,新的伦理准则一致优先个人自决,并强调知情同意对研究的重要性,同时承认在复杂的情况下,在保护人类研究对象与研究的社会效益间不容易取得平衡。在临床伦理学实践中,自主选择权极其重要,代表着道德世界观的根本转变[30-33]。

在 1991 年的《流行病学研究伦理审查国际准则》中,国际医学科学组织委员会(CIOMS)承认现有的以"病人和个体"为对象的指南不适用于涉及"群体"的研究。经过长时间的讨论 CIOMS 达成了共识:强调了《纽伦堡法典》中首先提出的研究伦理原则的重要性,但承认在流行病学背景下应用该原则需要灵活性[34],并形成一个惯例,即伦理委员会可以在流行病学研究造成的风险"不超过最低限度",且获取知情同意会使研究"不切实际"的情况下,放弃知情同意的要求[34]。

虽然公共卫生监测可能与流行病学研究使用相同的方法论,但它并不是简单的另一种形式的研究。在监测中社区是关注的对象。1991 年 CIOMS 确认监测是公共卫生的责任之一,紧急疫情暴发情况下的监测明确要求免除伦理审查和监督。在极端情况下,监测不能"等待伦理审查委员会的正式批准"[34]。然而,紧急情况只占监测活动的一小部分。

直到 2009 年修订,CIOMS 准则才明确支持持续的基于病例的公共卫生监测无须知情同意。修订报告指出,"要求所有从业人员向公共卫生监测登记系统提交相关数据的普遍做法得到如下几个考虑的支持:有关全人群综合信息的重要性;科学性要求包括所有案例以避免无法觉察的选择偏倚;普遍的伦理原则要求在人群中平等分配负担和利益"[35]。

这一立场与英国 Nuffield 生物伦理理事会的立场相呼应。2007 年,Nuffield 生物伦理理事会警告不要允许个人选择不报告,称"我们注意到几个例子,要求知情同意已经产生或可能产生严重的消极后果"[36]。尽管理事会全面认可未经同意的强制性的实名病例报告,但也强调必须对监测的界限做出伦理判断[36]。

无论是 CIOMS 还是 Nuffield 生物伦理理事会都没有为公共卫生监测提供更多的伦理指南,也没有解决如何将监测与涉及人的研究区分开来这一棘手问题。公共卫生的监测和研究在伦理上是否有实质性的差异[4,37]?它们是否需要不同的一般性指南和监督机制？公共卫生监测是否需要任何形式的正式指南或持续监督？实际上，在研究和监测，或者研究与其他形式的重要社会调查（如质量改进、实施研究、口述历史，甚至新闻）之间划清界限一直是一个挑战，到目前为止仍没有足够明确的解决方案[38-39]。因此，一个监测专家领导小组强调，需要"超越研究与实践之间正式的分界线"[29]。本指南力求做到这一点，不是通过制定新的定义，而是通过强调公共卫生监测以民众福祉为中心，以及相应的伦理指导和审查的必要性，建立一种以满足公共卫生需求为责任的伦理模式，这种伦理模式有别于半个世纪以来一直主导公共卫生研究的伦理模式。

公共卫生伦理

公共卫生伦理学在过去二十年中发展迅速，主要致力于阐明和探讨在寻求人群健康过程中出现的伦理问题，这导致了对诸如共同的善、公平、共济、互惠和民众福祉等概念的重视。注重个人的价值观：如自主、隐私、个人权利和自由不是重要的伦理考虑；而是那些更加"社会的"或"公共的"价值观反映在相关但并不完全重叠的概念中，这些概念体现了社区的重要性和采取行动的明确义务。该领域的一些人借鉴公共卫生的社群主义传统[41]，使用"共济"这个词[40]；另一些人则将其描绘为互惠的相互义务[42]。Nuffield 生物伦理理事会试图通过"管理"的概念来体现政府在公共卫生方面的义务和责任[36]。

经过认真审查、思考和审议，世卫组织指南编写小组确定，以下伦理考量对公共卫生监测特别重要，也是本指南的基础：

共同的善：监测被广泛认为是一种公共的善[43]，它所提供的一些利益不能再细分为个人的私人利益，因为这些利益本质上是分享的[41,44]。从根本上说，监测因其是为了所有人的善而被证明是合理的。如果没有公共卫生机构的充分监督以及个人和社区的参与，监测的共同利益就会受到威胁。有一份关于经济和道德哲学的复杂文献试图界定并区分"公共的善""公共产品"和"共同的善"等术语[45]。经过慎重考虑，世卫组织指南制定小组采纳了"共同的善"一词，反映公共产品的概念，这比狭义的经济概念更能广泛地理解公共产品的概念。

公平：公共卫生伦理主要关注公平的概念。众所周知，社会不公平会对健康产生负面影响[46]。并非所有的不平等都在人类的控制范围内，或者与道德有关。道德上有问题的不平等通常被称为不公平。一个公正的或公平的社会将努力为人类的繁荣提供公平的条件，而健康就是其中的一个核心要素。公平有时要求最弱势的人们获得看似不成比例的资源，也就是说风险分布的不平等需要额外的资源来平衡。公共卫生监测可以通过确定包括全球社区的弱势人群的特殊问题,为有针对性的卫生活动提供依据,并确定健康方面不平等差距的基础,从而进一步追求公平。

尊重人:公共卫生伦理关系到个人的权利、自由和其他利益,以及全体民众的幸福。一旦有可能,个人应参与对他们有影响的决定。在一些情况下,个人应该能够自由地为自己做出选择;在另一些情况下,当可能需要对人群进行干预时,也可以征求个人的意见,并让他们参与决策。但许多人(如幼儿)不能为自己做出选择,国家有义务保护他们并保障他们的长期健康利益。

开展公共卫生监测本身就可以说是对人的尊重。对人的尊重进一步要求确保有关个人和群体的数据得到保护,并尽可能将危害的风险降到最低。最后,通过保护或改进措施,监测进一步体现了对人的尊重。

善政:虽然善政不是一项伦理原则,而是一种政治愿望,但它仍受到若干伦理考虑的制约。为确保系统地、公平地应对公共卫生行动带来的伦理挑战,管理机制必须是负责任的,并且接受公众监督。虽然为保护共同的善必须凭借现有的最佳证据,但在面临不确定性情况时,还是不得不做出决定。问责制、透明性和社区参与是证明促进尊重个人、公平和共同的善的公共政策结构正当的手段。透明性要求明确传达监测政策和程序,并要求受影响的个人或社区了解与他们有关的任何决定。透明性还要求公开报告监测结果(以匿名或汇总的形式)。如果不了解这些结果,就意味着社区没有被赋予职权要求政府采取行动,或在没有其他选择的情况下保护自己。

以上并不是与监测方案及实践性质有关的仅有的相关伦理考虑,而是参与本指南制定的人对于在公共卫生监测特定背景下做决定的主要考虑。

尽管在过去几十年里,全球范围的讨论已经就如何最好地界定关于研究的伦理达成了一致,但关于公共卫生伦理的讨论还没有取得一致。因此,即使在明确以公共卫生伦理为基础的文件中,用词和着重点仍然存在差异。本指南是世卫组织最近发起的为疾病控制制定的三项伦理准则之一。在 2010 年第一版《结核病预防保健和控制伦理指南》[47]的基础上,《实施遏制结核病战略的伦理指南》[48]提出了最关键的挑战——到 2030 年,结核病死亡人数减少 95%;2015—2035 年期间新增病例数减少 90%。2016 年的《传染病暴发时处理伦理问题的指南》[49]针对 2014—2015 年西非暴发的埃博拉出血热,强调必须提供伦理指导,不仅仅是"对特定病原体进行隔离",而是"普遍适用于传染病暴发的各种伦理问题"。这三个指南的制定显然具有重要的连续性。例如,所有这些都强调公平、正义和共同的善(有时表述为"管理"或"互惠")。所有这些都强调尊重人的尊严的重要性(有时强调自主权或隐私权)。问责制和善政的重要性都明确地或含蓄地体现在这三个指南中。根据不同的主题,这三个指南也有相关的差异。例如,结核病指南涉及疾病耐药性问题,因此强调伤害的原则。关于传染病暴发的指南关注处于极其弱势状况下的群体,以及传染病暴发可能以何种方式演变为危机,恐惧和不信任会进一步加剧这种危机,故而更要加强调人权。鉴于需要在不确定的情况下做出决定,该指南还强调效用、相称性和有效性。

根据本指南制定委员会估计,上文所概述的,并在随后的指南中重复和扩大的伦理考虑,对证明监测的正当性至关重要。监测作为一项核心活动,范围超越了疫情暴发或传染病流行。它们必须适用于可能在根本方面有所不同的情况。上述指南认识到,对价值的权衡有时是不可避免的。各国的传统和当务之急有时可能导致相互对抗的价值观和优先事项之间的不同平衡。然而,必须强调的是,并非所有的权衡在道德上都是可以接受的。某些地方、国家或区域可能具有严重的不公正或侵犯人权的特点。在这种情况下公共卫生监测不是为共同的善服务,而是成为侵犯尊重、公平和正义的工具。例如在性工作属于刑事犯罪的国家,艾滋病病毒监测可能被用于压迫。同样,导致受矽肺、黑肺或石棉沉滞症影响的工人被例行解雇的职业病监测系统也是不可接受的。在这种情况下,呼吁"权衡"很可能成为进一步压迫的借口,应加以防范。

国家既是干涉也是保护的来源。如果没有国家支持的监测,一些疾病负担和健康问题根本就无法显现[50]。一方面,监测使解决不平等问题的公共卫生干预措施成为可能;另一方面,监测也可能给那些弱势群体增加额外负担。监测既不是荣幸也不是惩罚的唯一保证就是关注上述伦理考虑——严格权衡负担和利益,然后以透明的方式公平分配,各国要在其中承担责任。

Ⅳ 指 南

在过去的几十年,由于制定了关于研究的伦理规范,几乎所有国家都设立了关于研究的伦理委员会。然而,因为监测不属于研究的范畴,所以并没有针对监测活动的系统性准则以对其所造成的挑战进行持续的伦理监督或分析。

以下指南的前提是,对公共卫生监测进行伦理审查是必要的。

本指南是必要的,而非规定性的,它试图强调必须对权衡进行谨慎地和经常性地斟酌。指南没有提供具体的定义、措施、确切的监测参数或监督机制,这表面上似乎可能使决策不那么复杂。"合法的公共卫生目的""不成比例的负担""社区参与"和"善政"等概念不能被视为所有决策者使用的普遍标准。就不同情况下使用的定义达成一致,是必须做出的令人烦恼的政治和伦理判断的核心。在特定的地方和国家背景下,努力理解概念的含义是伦理实践的第一步。

本指南包括:① 进行监测并接受伦理审查的广泛责任;② 确保适当的保护和权利的义务;③ 决定如何交流和共享监测数据时的注意事项。本指南是公共卫生监测所要求的讨论的起点,讨论必须是认真彻底的和持续的。与其他关于研究的伦理的国际指南一样,监测伦理将需要根据经验不断审查和修订。

指南 1:各国有义务建立适当、可行和可持续的公共卫生监测系统。监测系统应根据相关公共卫生的当务之急,为数据的收集、分析、使用和传播制定明确的目标和计划。

成员国有伦理义务保护全体民众的健康,不仅是本国公民的健康,而且是本国境内所有人的健康,包括难民、非法劳工和过境人员[51],并弥补发病率和死亡率分布的差距。保护民众健康的义务是履行确定的公共卫生监测责任的基础。这一责任可分配给国家的各级政府机构去履行。

没有公共卫生监测系统,民众健康就无法得到保护,不平等问题就无法得到充分解决。忽视紧迫的公共卫生需求会损害信任。从共同的善的角度来看,各国和国际社会未能进行充分的公共卫生监测是一个主要的伦理问题。因此,民众健康的重要性迫使各国有义务开发数据收集系统,这对查明和应对传染病(暴发)、流行病威胁和伤害,以及慢性病造成的损失极其重要,该系统需要环境和职业监测或调查。保证公平或正义可以揭示发病率和死亡率模式如何反映和助长社会不平等。由于这种综合的数据收集系统超出了一些国家的能力,如指南 6 所述,国际社会有义务提供支持。

虽然被动监测系统往往是足够的,例如从发病率和患病率监测季节性流感的暴发,这种监测既不包括姓名,也不包括对所有的有流感样症状的个人进行昂贵的实验室检测以核实病例。然而以流感为例,即使是基于社区系统性的主动监测也能更准确地描述疫情。国家可能不得不建立积极的监测系统,采取主动行动,比如主动去寻找数据,这可能需要检查临床记录,以确保完整的报告和确定流感诊断。一些国家的癌症登记系统就包括了这种主动监测。

监测系统往往需要制定法规和规章,加强临床医生、卫生保健管理人员或实验室向公共卫生登记系统报告的责任。为确保有效监测重点疾病,往往有必要要求强制报告可识别具体个人的数据,包括姓名和其他社会人口特征。当需要实名报告以确保收集数据的准确性时,这种对临床上保密性的侵犯便是合理的。数据与针对性干预的需要是分开的,但准确的数据和有针对性的干预措施都基于这样的伦理义务,即防止对他人和共同的善的伤害,或根据疾病负担向民众提供最佳资源,如癌症登记。指南 11 和指南 12 概述了基于实名报告的伦理限制。

公共卫生监测活动需要投入社会资源,以维护、保护和促进健康。在所有国家,特别是在资源匮乏的情况下,需要优先为公共卫生监测分配社会资源。指南 5 进一步讨论了这个问题。

一旦获得监测数据,成员国就有伦理义务积极地利用这些数据促进更好的健康结果。即使资源限制了一些国家根据公共卫生监测结果立即采取行动的能力,这些数据也为针对国家和国际社会的宣传提供了证据基础,从而可能使最弱势群体获益。追求公平确立了监测的理由,国际社会应提供必要的帮助,从收集和分析数据转向采取行动(见指南 6)。

指南 2:各国有义务建立适当、有效的机制,以确保监测符合伦理。

公共卫生监测对公共卫生系统的运作既有内在的好处,也有风险。各国应建立适当、有效的机制,确保在紧急情况和非紧急情况下都能坚持伦理标准。改变既定监测系统的决定可能带来重大的伦理挑战。可能需要伦理审查做出的改变包括:收集那些可能泄露的被污名化行为的数据内容,增加数据收集的新内容,例如将增加测量 CD4 计数作为常规艾滋病监测的一部分;将现有监测数据用于新用途,例如用于病例管理或接触者追踪,或将公共卫生监测数据用于商业或安全目的。

就研究而言,审查委员会监督伦理标准的执行情况。这种独立、公正的监督机制支持仔细地审查,并可以确保相关保护能够到位。本指南不建议借鉴关于研究的伦理背景下产生的伦理机制。然而,公共卫生监测目前不受例行监督。各国有义务制订最适当程序,以确定和解决公共卫生监测中出现的伦理问题。

例1 | 监督机制举例

安大略公共卫生署（加拿大）

2012年，加拿大安大略省公共卫生署公布了"开展公共卫生措施的准则"。采用了一种综合的伦理审查办法，在这种办法中，所有产生证据的举措都要接受与其风险程度相称的伦理审查。其伦理审查委员会发挥着至关重要的作用，帮助确保安大略省公共卫生署开展的研究和其他活动符合第二版由三个理事会共同起草的联邦《关于涉及人的研究的伦理行为的政策声明》及其他相关法规、政策和指南。伦理审查委员会负责研究、评价、监督和质量改进项目，这些项目涉及人类参与者及其数据或生物材料。该委员会成员符合联邦政策声明中关于专家代表和组成的规定，成员来自安大略省公共卫生部门和学术机构，他们在各种公共卫生学科以及方法论、法律和伦理方面具有专门知识，此外成员还包括社区代表。

（来源：https：//www. publichealthontario. ca/en/About/Pages/Ethics-Review-Board. aspx）

美国疾病预防和控制中心公共卫生伦理委员会

美国疾病预防和控制中心在科学副主任办公室设立了公共卫生伦理办公室，该办公室与公共卫生伦理委员会合作，为整个机构提供支持，旨在"将伦理分析的工具纳入日常运作"。该办公室提供培训，促进和维持伦理分析文化，并在伦理咨询中提供指导和支持。

（来源：https：//www. cdc. gov/od/science/integrity/phethics/）

英国国家卫生服务临床管理委员会

英国国家卫生服务机构将研究活动和非研究活动做了区分。参与审计、方案评估或公共卫生监测的个人应直接向当地国家卫生服务组织临床治理办公室寻求建议。

（来源：http：//www. nhs24. com/aboutus/nhs24board/boardmeetingsandcommittees/committees/clinicalgovernancecommitttee/）

世卫组织公共卫生伦理咨询服务处

世卫组织全球卫生伦理办公室于2015年建立了一个新机制，帮助从事公共卫生工作的同事解决伦理问题。与安大略省公共卫生伦理审查委员会和美国疾病预防和控制中心公共卫生办公室一样，公共卫生伦理咨询服务处的职责超出了监测的范围。该处不需要审查项目和举措；世卫组织工作人员根据需要征求意见，以最大限度地提高灵活性，并确保伦理咨询不被视为官僚障碍。它的建议是非正式的，不具约束力。该办公室成员由世卫组织工作人员担任，他们接受公共卫生伦理方面的持续培训，并向世卫组织生物伦理合作中心全球网络寻求建议。

（来源：http://www.who.int/ethics/en/）

例 1 提供了现有伦理督促机制的一些例子。任何机制或程序都应确保以伦理的方式实施监测，而不能让其本身成为实现更大的公共卫生目标的障碍。指南 16 中讨论了监测和研究的关系。

这种伦理监督机制应有效辨别监测的风险和收益，并提出措施，以增加收益，将风险降到最低，并确保适当权衡共同的善、公平和对人的尊重。监督应当是持续的，对监测系统提出的任何实质性修改都应通过"伦理视角"加以评估。

通过培训公共卫生人员，可以促进和加强对监测的伦理监督。这种培训可以强调在开发监测系统和实施监测活动时尽早地、明确地整合伦理分析的重要性。

建立一个独立、公正的伦理监督机制对于实现监测符合伦理是有保证的，但具体的执行还取决于进行监测的社会、政治、法律和文化背景[52]。研究项目通常受时间限制且互不相关，而监测通常需要持续的伦理监督，而不是一次性的伦理审查。应以透明、负责任的方式选择最适当的伦理审查机制（见指南 2 和指南 5 以及第Ⅲ部分中关于善政的讨论）。

指南 3：监测数据的收集只能用于合法的公共卫生目的。

参与公共卫生监测的政府和其他部门应只收集与合法公共卫生目的相关的信息，例如保护，促成或加强公共福祉，降低发病率和死亡率，增加获得公共卫生服务的机会，缩小卫生差距从而减少不平等。本指南中关于公共卫生监测的所有进一步讨论都是基于这样的假设——监测完全是为了合法的公共卫生目的。

关于善政的文献通常认为合法措施是那些为追求共同的善而公开辩护，合乎道德的和/或被社会所接受的措施[53-54]。任何不符合这些条件的针对个人身份信息的收集都存在伦理上的问题。合法的公共卫生目的不仅是为了收集数据，而且是为了进一步使用已有的数据。

为临床目的收集的数据（例如诊断传染病、监测微生物耐药性、监测糖尿病等非传染性疾病,或跟踪与冠心病、肥胖有关的行为)可用于合法的公共卫生监测,但此类使用必须符合本文中指南1、指南3、指南4和指南7~14规定的标准。数据的再利用需要充分保证其安全和保密性(指南10)。

指南4:各国有义务确保所收集数据质量合格、及时、可靠和有效,以实现公共卫生目标。

数据应符合最严格的,但也是合理的标准,应具有完整性、唯一性、及时性、有效性、准确性,并使目标和为完成目标所用的资源保持一致。在相关情况下,这一要求延伸到实验室数据的外部质量保证。数据的质量是数据使用符合伦理的先决条件。然而,确定数据是否充分,在一定程度上取决于这些数据是被用于个人层面的干预(例如追踪接触者),还是人群层面的干预(例如估计疾病和暴露的发生率和流行率)。数据的充分性还取决于一种疾病是传染性疾病、非传染性疾病还是环境性疾病,以及这种疾病是慢性的还是急性的。如何从技术角度确保数据质量则取决于优先事项、背景条件和监测类型。虽然一些国家和机构明确强调数据的准确性或可靠性[55],但另一些国家和机构则认为快速收集有用的数据价值超过完全准确的数据。

各国有义务确保有足够数量训练有素的工作人员收集监测数据,并且能够胜任数据分析并提高数据质量的工作。监测数据的质量不仅可以通过正式的技术评价来提高,还可以通过定期审查和参照国家和国际规范来提高[56]。各国有义务使监测人员理解监测的目的,并向他们解释为什么要进行监测、可能产生哪些风险、如何将这些风险降到最低,以及所有适当的法律和伦理义务。卫生工作者包括个人、专业团体和机构(如医院和实验室)则反过来有专业义务支持和促进保持监测活动的完整性,并确保获得尽可能最佳质量的数据。

与正常理解相反,广泛使用的基于绩效的资助机制可能会损害数据质量。过分强调完成与资金挂钩的目标会破坏监测的完整性。例如,为保护资源各国可能被迫生成数据,工作人员可能不得不做出选择,是提供资助者所期望的数据,还是冒着失去工作的风险提供正确的数据。针对这种问题国际和国家一级要设定切实可行的目标,为监测提供更广泛的国际支持(指南6),以消除因为争夺资金而产生不可靠数据的情况。

指南5:公共卫生监测规划应以透明的、政府确定的优先事项为指导。

公共卫生监测涉及可用于满足其他目标的资源投资,如临床护理或预防[57]。此外,必须根据确定的优先事项来分配公共卫生监测的可用资源。鉴于稀缺资源是竞争品,其分配必然涉及公平和效率问题。由于没有绝对标准能指导这种决定,关键在于决策必须透明、公平和开放,以便于修订[58]。各国政府对如何确定优先事项负有责任。透明度很重要,因为可以促进信任,并为公民个人和集体推进共同的善创造条件[59]。

透明度对于以下方面至关重要:① 所有公共卫生监测活动的目标和持续时间;② 与明确的健康或卫生保健系统目标有关的此类活动的理由;③ 对公民和公共卫生监测其他参与者的预期好处和潜在负担;④ 收集数据的范围和方法;⑤ 数据的预定用途和使用者;⑥ 监督数据使用情况的机制;⑦ 应该在社区一级监督数据的后续使用机制;⑧ 如果公共卫生监测不符合法律和/或伦理标准,公民或其他参与者可能采取的补救措施。应公开监测数据(见指南13),以增进公众信任,促进和保护国家和国际公共卫生,并且不会过度损害任何可被识别身份的群体或加剧不平等[54,58]。

公民应该能够利用各种机制提出他们在监测方面的关切和优先事项。例如,社区可能对潜在的出生缺陷或癌症群发表示关注,这不仅需要进行针对性的流行病学研究,而且需要建立监测系统。优先事项不应只由专家或那些能够接触到卫生官员和决策者的人来确定,而忽视了较少有机会表达其关切的人群。

指南6:国际社会有义务支持缺乏足够资源进行监测的国家。

由于严重的资源短缺,一些国家可能无法建立和维持足够高质量的公共卫生监测,即使是对于能够大大减少卫生不平等和改善人群健康的高度优先目标。"公平"为呼吁国际支持提供了伦理基础。国际社会(国际卫生组织、非政府组织、主要基金会、具有全球领导作用的国家)对此负有伦理责任,应该与这些资源短缺国家合作,支持这些国家的公共卫生监测以及后续的干预措施。这一全球正义的目的是减少各国之间的卫生不平等,改善全球卫生。

例如,预防和限制疾病的全球传播是《国际健康条例》义务的一个关键依据。鉴于疫情和危险因素不受边界限制,即使在没有能力建立和维持这些系统的国家建立可持续的监测系统也符合国际社会的利益[20]。同样,有效应对非传染性疾病和环境威胁也需要国际社会对监测的支持[60-61]。具有强大监测能力的机构应该定期为最佳实践更新技术指南。国际社会还应帮助确保普及技术和伦理培训。

监测不仅需要技术能力方面的支持,还需要系统的、正式的伦理评价和改进,全球对关于研究的伦理培训的支持就证明了这一点。因此,国际组织也有义务通过履行其伦理和法律责任,促进和鼓励各国实行善政。当某些国家未能在公共卫生监测中保护个人或人群的基本权利或利益时,国际组织应视其纠正侵犯和不法行为的情况提供援助。

援助的义务并不意味着国际社会可以忽视需要援助或资源的国家所面临的当务之急。国际人道主义组织已经表达了深切的关注——监测往往受高收入国家的安全需要所驱动,造成监测主要受益者不明的问题[3]。当一个国家以参与性的和透明的方式做出决定时,国际社会有义务满足当地的监测愿望,即使这些愿望超过,甚至与国际捐助者确定的优先事项相抵触[62]。例如,在资源有限的国家,营养不良可能是监测的当务之急,而国际捐助者可能认为它的优先程度低于传染病暴发。真正的伙伴关系可能需要改革全球卫生治理,将优先事项从证券化、政治和贸易转向"普遍的健康价值观"[63]。一般而言,数据收集往往是在当地进行的,但数据分析却在州或国家一级进行的,因此对当地的反馈很少。国际社会和各国政府都应鼓励地方一级分析和使用在当地收集的监测数据。地方上分析和使用数据可以加强问责制,并改善促进人群健康的能力。当地无法进行数据分析时,应将在中央或国家一级进行的分析与当地共享。

指南7:在规划、执行和使用监测数据时,应考虑社区的价值观和关注点。

负责监测的官员、机构和组织,应设法事先让民众了解监测活动的目标、过程和潜在影响(无论是积极的还是消极的),以显示对人的尊重。如果不能做到或没有做到这一点,监测负责人必须意识到,他们的工作是在没有考虑到社会关切的情况下进行的;监测负责人必须不仅成为全社会共同的善的管理者,也成为各独立社区利益的管理者。当一项监测活动给特定人群造成不成比例的负担时(例如污名化),参与就显得尤其重要。与社区,特别是与那些在历史上被边缘化的社区接触,增强他们积极参与的能力就显得特别重要。鉴于一些公共卫生监测活动需要在地方、国家和国际层面进行协调,并涉及多个参与方,社区的积极参与和包容可能有助于建立或维持各级之间的信任,更有效率地开展活动。

定义一个社区往往很难,因为地理区域并不是唯一的显著特征。而共同的传统和价值观以及共同的身份可能是重要的决定性因素,健康状况也可能有助于定义一个社区。

参与的适当性是辩论的另一个主题。一些倡导者将社区参与纳入监测的设计、实施、监督和评估环节。社区有必要参与传播监测成果,特别是在调查结果可能导致污名化或歧视的情况下。对另一些人来说,对参与的承诺可能会更加灵活。考虑社区价值观和关切需要合法当局按照善政原则,以透明的方式进行公共卫生监测。社区的积极参与方式可能包括与社区负责人举行会议、重点小组讨论和其他论坛,使参与成员有机会明确表达他们的价值观和关注(见指南5和第Ⅲ部分中关于善政的讨论)。

例2 ┃ 社区参与

> 社区参与中一个特别令人信服和灵活的方法是民主审议。这是一种结构化的决策方法,将不同的利益相关者集中起来,为复杂的政策问题构建解决方案。与会者参与讨论和对话,彼此尊重地交流他们的观点,并以每个参与者都能理解的方式为他们的观点提供理由。其目的是在考虑经验证据、社区生活经验和价值观的同时做出紧迫的决定。例如,美国生物伦理委员会[64]在处理令人焦虑的难题时,会使用审议的方法,并提供各种培训工具[65]。虽然民主审议只是确保公民参与的一种手段,并不适合所有情况,但它不仅是地方和国家决策的主要方式,也是全球决策的主要方式。例如,2016年6月,76个国家的约10 000名公民对气候变化表示关切,并建议采取具有法律约束力的措施,包括"报告各国适应和缓解气候变化所做出的努力",将全球变暖控制在2℃以下[67]。

指南8:监测负责人员应在进行监测之前辨别、评估,尽量减少因披露而造成伤害的风险。对伤害的监督应当是持续的,一旦发现就应采取适当行动以减轻伤害。

即使公共卫生监测有明显正当理由,例如可以促进共同的善,成员国和负责进行监测的人也应保持警惕,注意对个人和社区造成伤害的可能性(表1-2)。

这并不意味着不应进行监测。相反,进行监测的国家有义务事先查明潜在的伤害,监督监测期间和之后的伤害,并制定减轻伤害的程序。没有持续的监督,减轻伤害是不可能的。这一点至关重要,因为这不仅会对个人和社区造成伤害,如财产或旅游收入的损失,更有可能损害公众对该计划继而对整个公共卫生的信任(见指南5、指南12和指南13以及第Ⅲ部分中关于善政的讨论)。

在某些情况下,国家应该对伴随监测而来的可能不可避免的伤害提供赔偿。SARS期间,中国台北给予被隔离人员相当于147美元[68]的补偿。其他补偿方式还包括支付因监测而失业者的基本福利或病假工资。然而,补偿的可能性不应成为监测的障碍[69]。

监测可能带来许多不同类型的伤害:经济、法律、心理、社会(声誉)和身体伤害。所有这些都应在监测方面加以考虑[70-72]。例如,通过监测,迁徙者或另一个弱势群体可能被认为具有较高的传染病风险,这可能导致对该群体的污名化。必须非常谨慎地处理相关信息,否则会造成声誉很快受损以及一系列还未被记录的、具有毁灭性后果的伤害。各种道德价值观和伦理原则应相互权衡,并以透明的方式判断不同监测举措或监测系统中负担和利益的公平分配(见第Ⅲ部分中关于公平和善政的讨论)。

监测者尽管为减轻伤害做出了各种努力,但当监测带来可预见的伤害风险(污名化、歧视、驱逐或暴力)时,也应采取更多的预防措施,保护面临风险的个人或社区。在罕见的情况下,造成严重伤害的风险可能非常大,以至于很难从伦理上为监测活动辩护。然而,在大多数情况下,这种减轻伤害的策略可以确保充分化解伤害风险。一旦确认存在伤害或潜在的伤害,就必须采取行动减少伤害的风险,或必须制定计划以减少、消除或补偿伤害。

表 1－2　可能与披露公共卫生监测数据有关的伤害类型

伤害的类型	结果
身体的	公众的攻击、配偶/伴侣的虐待、家庭暴力、拖延或治疗不当
法律的	逮捕、起诉、死刑、驱逐
社会的	歧视、社区歧视、孤立、无法获得护理或要求护理却被拒绝、被社区拒绝
经济的	失业或收入的损失、健康保健服务的损失、保险的损失、保险费增加、健康保健费用增加、职业选择受限、生命资源的损失、被强迫搬迁
心理的/情绪上的	痛苦、创伤、耻辱

由于并非所有伤害都可以消除,因此监测的收益应与伤害风险相称。保护措施包括卫生部门应选择合适的方式向媒体和更广泛的公众公布信息或行动。例如,对统计事实进行耸人听闻的陈述可能会对遭受健康问题影响的人或地区造成声誉损害,延长其经济复苏期,例如被确定为传染病暴发源头的国家或社区就存在这种情况。应制定程序和措施,以减轻监测造成的经济和其他方面的伤害,将对社区的负面影响减少到最小,并保持信任。此外,鉴于国际人道主义组织的任务是减轻伤害,在国内发生冲突的地区,政治中立的国际人道主义组织绝不应受到阻碍。在这些地区,当国际机构认为反对党也是合作伙伴时,该

机构就可能受到(当地政府的)限制[3]。

值得注意的是,公共卫生专业人员本身有时也需要保护。作为共同的善的捍卫者,他们必须能够自由地报告监测数据,而不必担心遭到报复。由于监测官员有责任直言不讳,他们应该受到保护。这一理念在《国际健康条例》中得到确立,《国际健康条例》规定应该为那些在官方渠道以外报告可核实的疫情或公共卫生事件的人员保密。

指南 9:对那些特别容易受到疾病、伤害或不公正影响的个人或群体进行监测极其重要,需要仔细审查,避免给他们增加不必要的额外负担。

特别容易受伤害的个人或群体承受着过多的健康问题。负责任的当局应竭尽全力,确保以赋予他们权力的方式将这些人群纳入监测。如何准确定义脆弱性一直是文献中争论的主题[74]。脆弱性可能是分散的,会影响到那些经济发展有限,获得卫生保健设施受限,教育匮乏,遭受职业风险或有着更多不利条件的大型社区。公共卫生监测和卫生信息系统可以提供有价值的信息,帮助制定卫生规划和服务,以解决其健康问题和健康的基本决定因素,如清洁的水、食品安全或性别平等。为促进公平,监测应关注这些弱势社区的具体问题。

特别易受疾病、伤害或不公正待遇影响的人,也会因监测活动及其结果而承受进一步的负担,如歧视和耻辱。例如,疾病负担较高的难民群体和非法移民,可能被错误地视为疾病暴发的原因。同样,患有矽肺病等职业病的工人,如果得不到充分的法律支持,可能会被解雇,而不是接受治疗或赔偿。因此只要有可能,就应在监测活动开始之前确定易受影响的群体,以便将伤害风险降至最低。在监测活动中,应不断监督,尽可能避免对弱势群体造成(进一步)伤害。在确实发生伤害时,应该采用减轻伤害的策略(见指南 8)。

指南 10:各国政府和持有监测数据的其他机构必须确保可识别到个人信息的数据得到适当的保护。

负责任的数据收集和共享的做法应确保所收集数据的安全,以尊重个人,保障有关个人和社区的隐私和其他利益[50]。各国政府和持有监测数据的其他机构必须尽一切努力确保数据的安全,以防止未经授权的披露。安全性不同于隐私和保密,但它是隐私和保密的重要组成部分。在这种情况下,安全性包括操作性和技术性保障,以保护个人数据免受未经授权的访问或披露。维护信息安全不是万无一失的,因为电子数据库可能被入侵。

各国政府和持有监测数据的其他机构必须采取适当的技术和组织步骤,保护数据免遭意外或未经授权的访问、销毁、丢失、使用或披露,无论这些数据是以书面形式还是电子(数字)格式收集和存储的。所有能够获得公共卫生监测数据的人员都应每年接受数据安全程序方面的培训,并意识到保护数据和公众安全不仅是他们的职业道德,更是一种责任。考虑到目前的技术水平和成本,安全级别必须与要保护数据的风险和性质相适应。特别是敏感信息增加了个人和社区遭受污名化或歧视的风险,应受到特别严格的安全保护。

保护数据不能影响为合法公共卫生目的,有效使用或分享监测信息(见指南 14～17 中关于分享的部分和指南 2 中关于有意义的伦理培训的讨论)。

指南 11:在某些情况下,收集姓名或身份识别数据是合理的。

在某些情况下,收集姓名或身份识别数据在技术和伦理上都是必要的。有效的监测可能需要消除重复的数据记录(即避免重复计算,这可能导致高估发生率或流行率)。

姓名和其他唯一的身份识别信息(社会保障号码、身份证号码)对于纵向监测登记可能是必不可少的,因为随着时间的推移,这些信息能够将一个人和/或其亲属及联系人的记录正确联系起来。同样,有时候可能需要唯一的身份识别信息将不同来源的数据联系起来(例如,结核病和艾滋病登记,或出生缺陷和寨卡病毒感染登记)。关键的是,疫情暴发调查或病例跟踪和接触者追踪都需要姓名和其他具体的身份识别信息(例如确认性传播疾病感染者的性伴侣或共针伴侣并向其提供检测和治疗)。

对于是否可以使用唯一的身份识别信息取代姓名一直存在分歧。创建唯一身份识别信息的成本很高,如果其构造方式允许准确的数据链接,则可以很容易地链接回姓名。一些国家在最终采用实名系统前,尝试了艾滋病病毒感染编码报告。虽然这些制度最初是唯一政治上可行的解决办法,但当发现这些制度不符合联邦可靠性和有效性的资助标准时,就放弃了。然而,技术进步创造了新的可能性,对载有唯一身份识别信息的数字数据进行加扰和加密,也许就无法追踪到个人。善政要求,对使用实名而不是使用唯一身份识别信息或加密技术的权衡,必须成为持续、透明和公开讨论的主题,同时要考虑监测系统的要求、技术能力的变化、风险和有关唯一身份识别信息的规范演变以及这些信息的合法使用[75]。

收集数据时,另一个重要的考虑因素是个人的地理位置,这可能是间接的识别标志。在收集地理位置数据,以及在发布或分享全球定位系统数据时,优先考虑保密性具有重要的伦理意义。收集数据应将地理信息屏蔽,将披露的风险降至最小,保持空间分布但要阻止识别整群的精确地理坐标[76]。

如果必须以实名或唯一身份认证信息收集数据,那么在规划程序时就应明确这一要求。对实名的要求不仅在各国有不同的判断,在国家内部也可能不统一。有时候,当地可能需要个人数据,而国家或国际上只要匿名或汇总数据就足够了。

指南 12:在需要可靠、有效、完整的数据集,并且相关保护措施到位时,个人有义务为监测做出贡献。在这种情况下,伦理上不要求知情同意。

反对在未经知情同意的情况下进行公共卫生监测的历史由来已久。然而,知情同意从来都不是公共卫生监测的默认规定。许多国家颁布了法律,要求监测系统在未经同意的情况下收集个人数据,但须遵守法律规定的保障措施。

群体中的所有个人都有可能从监测项目中受益。因此,个人有互惠的义务为监测做出贡献,从而促进共同的善。流行病学家 Geoffrey Rose 的著名论断指出,即使对每一个人的潜在好处很小,对社区的整体利益却可能很大[77]。群体受益对个人应尽的伦理义务提出来要求。如果有选择退出的可能(太多的人这样做),公共卫生就可能会受到不可估量的损害[78]。在实践中,例如在人数很多的情况下,寻求知情同意往往是不可行的。在风险较低的情况下,寻求知情同意的费用可能高得令人望而却步,也是没有道理的(例如在一些流行病学研究中,CIOMS 允许放弃知情同意)。然而,在某些情况下,同意是一种常态,例如在例行的描述性健康调查中。负责监测的公共卫生部门有义务评估寻求知情同意的重要性和可行性。这里必须说明的一点是,在需要知情同意的情况下,同意必须是真正自愿的。

无论是否寻求知情同意,关于监测的性质和目的,以及可能造成的任何伤害风险的信息,都应向公众传达(见指南 13)。相关的保护措施和充分的管理机制(指南 2 和第Ⅲ部分中关于善政的讨论)、适当的伦理培训(指南 2 和指南 6)和数据安全(指南 10)将增强公众对监测系统的信任,并确保其安全。

指南 13：必须向相关目标受众有效地传达监测结果。

向相关目标受众传达监测结果是一种令人信服的、得到广泛接受的伦理理由，然而这并不能替代监测负责方去改善传播行动。在地方上，相关的目标受众包括社区、社区官员和意见领袖、医疗卫生工作者（医生、护士和卫生工作者）、决策者、卫生倡导者和卫生志愿者。此外，相关的目标受众还可包括成员国、国家和国际机构，以及非政府组织。

虽然 CIOMS 指南侧重于研究，但它们强调交流成果的重要性，无论是阳性的还是阴性的，都可以"促进和加强公众讨论"。如果不向受众传达监测结果，监测工作的社会价值就无法实现，那些收集监测等数据的工作人员就可能受到指责，指责他们以共同的善的名义利用了那些参与收集和分析健康数据的个人和群体。Nuffield 生物伦理理事会认为，为了让参与数据收集的民众接受数据公布的合理性，有必要让他们了解这些结果对保健和预防的影响[35]。

传达监测结果的方式应简洁明了，让非专业受众可以理解并关注社区所关心的问题（见指南 7）。传达监测结果不应该引起恐慌，而应以明智的方式提醒人们注意相关的风险。向收集和分析数据的社区和公众传递监测信息可能的手段包括群发邮件、免费信息热线、社交媒体、报纸、研讨会和公开会议。在资源有限的情况下，可以采用街头戏剧、民间艺术和其他以社区为基础的方式达到相同的目的。传播还应为医生、医院管理人员和其他相关目标受众提供有意义的信息。

知情是一把双刃剑：一方面，知情可以明确授权；另一方面，知情可能导致伤害、污名化或歧视。在特殊情况下，决定不广泛公布数据可能是合理的，因为公布可能会造成重大伤害。同样，如果受影响的人群非常小（例如非常罕见的癌症病例），以至于能识别到具体个人，而且无论多么无意，都可能不可避免，则可以限制交流以保护隐私[79]。

决策者还必须权衡可能造成的伤害，如果受影响社区未被告知结果，也就被剥夺了采取行动以减少风险的信息和能力为自身被污名化（见指南 13）。对于更容易受到伤害或不公正待遇影响的个人和群体，负责公共卫生的人有义务减轻沟通可能给这些人带来的负担。

设计和进行监测的负责人，何时在伦理上有责任（如果真有的话）向监测对象告知个人的诊断结果，然后将其转交给适当的服务机构，这一点一直存在争议[80]。例如,在艾滋病流行初期,在没有治疗的情况下,盲法血清阳性率研究被认为在伦理上是可以接受的。在这些以人群为基础的调查中,没有向研究的参与者告知艾滋病病毒的感染状况。然而,随着艾滋病病毒诊断和管理技术的进步,伦理共识发生了转变[81]。指南目前建议监测系统需向知情同意的个人报告结果[80,82-83]。指南还建议,在将结果反馈给个人后,应将那些有阳性结果的人转诊到附近的医疗机构进行适当的临床评估、治疗和后续管理。此外,指南还鼓励其伴侣参加检测[76]和转诊,以获得社会心理支持。这个例子强调了监测系统必须有一个参与其中的监督机构来处理这些问题,并根据其他法域的新证据或新出现的最佳实践做出改变(指南2)。

在判断是否向个人反馈信息时,相关的伦理考虑包括可行性、采取行动的可能性和对个人的潜在好处。

指南14:在有适当保障措施和正当理由时,负责公共卫生监测的人员有义务与其他国家和国际公共卫生机构共享数据。

公共卫生监测系统想实现有效、公平,并促进共同的善,就必须能够从负责公共卫生的各类公共机构接收和连接数据。例如,由于HIV监测具有严格的数据安全要求,有些情况下HIV的监测数据没有与负责结核病监测的人员共享,从而排除了对合并感染病例的系统性识别。公共卫生工作人员在没有获得准确数据的情况下,无法实时对传染病的迅速变化做出适当反应,也无法就慢性病采取适当行动,对职业暴露也是如此。有一些例子表明,负责跟踪职业病的机构没有与负责工人保护和工作场所监督的机构共享数据(尽管没有禁止数据共享)[23]。有文献综述表明,未能共享信息的主要原因是规划不善,而不是安全问题。程序在共享数据方面遇到了技术困难,有些数据需要转换(例如将出生年份转换为年龄)才能连接数据库[84-85]。

公共卫生系统应建立相关准则,以便能够与其他国家和国际机构安全共享数据(见指南10)。为了避免利益损失或资源浪费,在伦理上需要尽早协调共享流程。数据共享的伦理准则应尊重个人,确保只共享实现重要合法公共卫生目的所需的数据,不共享超出必要范围的数据,并确保随后没有与其他机构共享数据,本指南规定的其他条件除外,例如指南16~17中规定的条件。当不同数据的保护规定不一致时,应适用更严格的隐私标准。

指南 15:在突发公共卫生事件期间,参与监测的所有各方都必须及时共享数据。

收集和共享数据是普通公共卫生实践中的基本活动。在紧急情况下,数据共享变得更加重要,因为局势紧迫,不完整或不断变化的信息存在不确定性,当地卫生系统的应对能力不足,跨境合作的作用就显得尤为重要。这些原因使得"在开展卫生应急时,数据的快速共享至关重要"[86]。它不仅构成良好的公共卫生实践,而且在伦理上是必要的。在符合伦理的情况下,迅速共享数据有助于确定病因,预测疾病传播,评估现有的和新的疗法、对症治疗和预防措施,并指导有限资源的部署。正如《世卫组织关于管理传染病暴发中的伦理问题的指南》中[49]所讨论的,对应急反应至关重要的临床和研究数据也应共享。数据共享也是《国际健康条例》在突发卫生事件和传染病暴发中的一项义务。

作为持续的疾病流行前准备工作的一部分,各国应审查其关于数据共享的法律、政策和实践,以确保这些法律、政策和实践可以充分保护个人信息,并处理其他相关的伦理问题,如解决有关监测数据所有权或控制权的争议。各国应努力确保迅速共享那些对保护公众健康和促进共同的善具有直接影响的监测信息不会妨碍这些信息在随后的科学杂志上发表[87]。

指南 16:在有适当理由和保障措施的情况下,公共卫生机构可以为了研究目的使用和共享监测数据。

监测数据往往成为重要公共卫生研究的基础[88-90]。例如,癌症登记已被用于进行生存和治疗效果的纵向流行病学研究。本指南认为可以允许从事研究的科研人员共享监测数据,条件是这些研究:① 对促进共同的善足够重要;② 如果没有所说的这些监测数据,研究工作就无法推进。对于哪些研究应该被视为"足够重要",以证明为研究目的而共享监测数据的合理性,有时可能会存在分歧。这应该由地方政府、公共卫生部门和/或关于研究的伦理委员会(如下所述)去判断,同时考虑到本指南列出的关注点。

为研究目的共享监测数据需要适当的保障措施,如伦理监督(见指南 2)、匿名化和数据安全。虽然适用于研究的伦理审查并不适用于公共卫生监测,但只有经过适当的有关研究的伦理委员会,或其他相应机构审查和批准的研究项目才能共享监测数据,而且要符合国际和地方关于研究的伦理行为标准。在做出允许获取监测数据的决定时,伦理委员会应考虑此项研究对公共卫生的潜在影响(研究是否足够重要,或者用 CIOMS 的话来说,研究是否具有"社会价值")、对被监测对象的风险、保护隐私的措施,以及征求知情同意的重要性和可行性。

在确保数据安全和推进研究进展之间取得适当平衡有时会具有挑战性。例如,在共享有关药物使用的敏感信息时,从给研究人员的个人临床记录中删除所有有关药物滥用的信息,在阿片类药物广泛流行的背景下,这种以保护隐私为名的做法已成为争议的焦点。一组批评者认为,这会让研究人员"毫无头绪"[91]。

获得了监测数据的研究人员应向公共卫生部门告知他们的研究结果。在与研究人员共享监测数据之前,应就以下问题达成一致——适当的数据使用、对数据重新共享的限制、出版物中对数据源的充分感谢,以及在研究的最后阶段数据销毁的条件。

指南 17:可识别个人身份的监测数据不应与下述机构共享,这些机构可能利用这些数据采取针对个人的行动,或将数据用于与公共卫生无关的用途。

虽然综合的公共卫生数据可能会广泛地共享给卫生部门以外的机构,或负责公共福利的非国家参与者,但可识别个人身份的数据共享是一个完全不同的概念。负责国家安全、执法或社会福利分配的机构通常只有在经过法律正当程序的允许后,才可以获取此类个人信息。为了维护公众对公共卫生监测系统的信任,为非公共卫生用途共享可识别身份的数据应当具有令人信服的理由。

在执法部门或其他机构涉嫌系统性地侵犯人权的国家,不适当的监测数据共享尤其有争议。在这种背景下,与执法机构的合作可能会破坏公众对公共卫生监测的信任,从而阻碍病人寻求医疗帮助或医疗卫生工作者诚实地报告数据。这是处境特别弱势的个人或群体尤为关切的问题[92]。此外,这种不合理的共享有可能对公共卫生监测活动造成更广泛的长期损害。

指南 2 中建议的管理机制应确保共享可识别身份信息的例外条件(如果有的话)明确而且透明。这种审查需要确定不共享可识别身份信息的威胁是否足够严重,足以对公共卫生监测系统的完整性和信任造成潜在危害。必须制定制裁措施,防止公共卫生机构不合理地共享数据,防止公共卫生部门以外的机构不合理地使用数据。

V 监测范围的变化

各种"非国家"行动者都可能会参与公共卫生监测,包括非政府组织、基于信仰的组织、专业组织、研究机构、出资机构以及世卫组织和欧洲疾控中心等多国联盟机构。公共监测职能甚至可能外包给私营公司,这可能就是令人担心的原因,因为国家机构可能不再拥有也不能访问这些数据。然而,监测对象和范围的变迁意味着任何一套伦理指南都必须跨越边界,不仅是国界,而且是传统上将公众与私人分开的界限。

在大数据时代,模糊的边界问题变得更加复杂。这里所说的"大数据",不仅指现在可以收集和存储的数据量(通常是数字形式)增加,也指可用于快速处理数据的计算能力增加。无处不在的个人电脑、智能手机、可穿戴电子设备、视频监控机、基因测序仪、半自动无人机和其他技术意味着人们在源源不断地产生数字数据。

一场以数据为中心的技术革命激发了人们对新兴的潜在利益的极大热情,通过挖掘电子健康记录、基因组数据、生物材料、社交媒体通信、卫星图像和其他数字数据集,可以识别新出现的疾病威胁,阻断食源性疾病的暴发,并改善公共卫生组织之间的协作。无人机在疾病监测中被誉为"游戏规则改变者"。一些人认为,无人机可以通过迅速识别逃离疫区的人群[94-96]来精确定位疫情的暴发。也有人对"无人机乌托邦主义"持怀疑态度,认为无人机监测不应成为资源有限国家的卫生优先事项[97]。

其他新技术,如艾滋病病毒的系统发育分析,也有类似的前景和危险,比如使用或无法使用数据的利弊。目前个人设备可以收集并生成个人信息,但当事人可能不知道这些数据后续的使用范围。目前尚不清楚私营部门是否有义务与公共卫生机构或政府共享这些数据。这类数据的保管者应该意识到可能出现的问题,参与关于合法数据共享的讨论,为监督风险和防止伤害采取措施。

越来越多的人呼吁对与大数据有关的问题进行更多的研究和伦理分析[98]。大数据和数字疾病检测在公共卫生监测领域的地位仍未确定,应在隐私和匿名、公共和私人数据集的整合,以及数据有效性和可靠性方面做更多的工作[99]。

比尔和梅琳达·盖茨基金会负责监测和流行病学的副主任最近发出了一个重要的呼吁:"我们需要伦理学者就其中一些问题开展工作"。

为了保持积极主动而不是被动,解决的问题必须代表下一个前沿。本指南只是解决监测和大数据交叉问题的起点,但这种迅速变化的环境所带来的挑战应该受到持续分析和伦理监督,国际社会必须应对这一挑战。

参考文献

[1] Sustainable Development Goals. New York, NY: United Nations, 2015(http://www.un.org/sustainabledevelopment/sustainable-development-goals/, accessed 19 December 2016).

[2] Fairchild A L, Bayer R, Colgrove J K, Wolfe D. Searching eyes. Berkeley, CA: University of California Press, 2007.

[3] Calain P, Sa'Da C A. Coincident polio and Ebola crises expose similar fault lines in the current global health regime. Conflict Health, 2015, 9: 29.

[4] Selgelid M J. Bioethics. New York, NY: Macmillan, 2014.

[5] WHO handbook for guideline development. Geneva: World Health Organization, 2014.

[6] Declich S, Carter A O. Public health surveillance: historical origins, methods and evaluation. Bull World Health Organization, 1994, 72: 285 – 304.

[7] Institute of Medicine. Addressing foodborne threats to health: policies, practices, and global coordination. Workshop summary. Washington DC: National Academies Press, 2006.

[8] WHO health topics | Public health surveillance. Geneva: World Health Organization, 2014(http://www.who.int/topics/public_health_surveillance/en/, accessed 19 December 2016).

[9] International health regulations. 3rd Edition. Geneva: World Health Organization, 2005.

[10] Area surveillance. Buenos Aires: Ministry of Health, 2017(http://www.msal.gob.ar/index.php/home/funciones/area-de-vigilancia).

[11] O'Carroll P W. Public health informatics and information systems. New York, NY: Springer, 2003.

[12] Lee L M, Thacker S B. Public health surveillance and knowing about health in the context of growing sources of health data. Am J Prev Med, 2011, 41: 636 – 640.

[13] Surveillance systems reported in Communicable Diseases Intelligence, 2016. Canberra: Australian Government Department of Health, 2016(http://www.health.gov.au/internet/main/publishing.nsf/Content/cda-surveil-surv_sys.htm).

[14] Borgdorff M W, Motarjemi Y. Surveillance of foodborne diseases: What are the options? Geneva: World Health Organization, 1997.

[15] Danciu I, Cowan J D, Basford M, Wang X, Saip A, Osgood S, et al. Secondary use of clinical data: the Vanderbilt approach. J Biomed Informat, 2014, 52: 28 – 35.

［16］ Tatem A J,Huang Z,Narib C,Kumar U,Kandula D,Pindolia DK,et al. Integrating rapid risk mapping and mobile phone call record data for strategic malaria elimination planning. Malar J,2014,13:52.

［17］ Wesolowski A,Stresman G,Eagle N,Stevenson J,Owaga C,Marube E,et al. Quantifying travel behavior for infectious disease research:a comparison of data from surveys and mobile phones. Sci Rep,2014,4:5678.

［18］ Lajous M,Danon L,Lopez-Ridaura R,Astley C M,Miller J C,Dowell S F,et al. Mobile messaging as surveillance tool during pandemic(H1N1)2009,Mexico Emerg Infect Dis, 2010,16:1488-1489.

［19］ International health regulations. Geneva:World Health Organization,1983.

［20］ Report of the Ebola interim assessment panel. Geneva:World Health Organization,2016 (http://www. who. int/csr/resources/publications/ebola/report-by-panel. pdf? ua＝1, accessed 19 December 2016).

［21］ Baldwin P. Contagion and the state in Europe,1830-1930. Cambridge:Cambridge University Press,1999.

［22］ Teutsch S M,Churchill R E. Principles and practice of public health surveillance. New York:Oxford University Press,1994.

［23］ Pew Environmental Health Commission. Transition Report to the New Administration: Strengthening Our Public Health Defenses Against Environmental Threats. Baltimore: Johns Hopkins School of Public Health,2001.

［24］ Communicable diseases surveillance in Singapore 2015. Singapore:Ministry of Health,2015.

［25］ Tuberculosis country profile 2015,Singapore. Geneva:World Health Organization, 2015.

［26］ Matthys F,Van der Stuyft P,Van Deun A. Universal tuberculosis control targets:not so smart. Int J Tuberc Lung Dis,2009,13:923-924.

［27］ Kamal S M,Hossain A,Sultana S,Begum V,Haque N,Ahmed J,et al. Anti-tuberculosis drug resistance in Bangladesh:reflections from the first nationwide survey. Int J Tuberc Lung Dis,2015,19:151-156.

［28］ Smith M J,Silva D S. Ethics for pandemics beyond influenza:Ebola,drug-resistant tuberculosis,and anticipating future ethical challenges in pandemic preparedness and response. Monash Bioeth Rev,2015,33:130-147.

［29］ Lee L M,Thacker S B,St Louis M E,Teutsch S M. Principles and practice of public health surveillance. 3rd Edition. Oxford:Oxford University Press,2010.

［30］ Fox R C. Advanced medical technology - social and ethical implications. Annu Rev Sociol,1976,2:231-268.

［31］ Fox R C,Swazey J P. Medical morality is not bioethics:medical ethics in China and the United States. New Brunswick,NJ:Transaction Books,1988.

［32］ Rothman J D. Strangers at the bedside:a history of how law and bioethics transformed medical decision making. New York,NY:Basic Books,1991.

[33] Ackerman H T. Choosing between Nuremberg and the National Commission: balancing of moral principles in clinical research. In: The ethics of research involving human subjects:facing the 21st century. Frederick,MD:University Publishing Group,1996.

[34] International guidelines for ethical review of epidemiological studies. Geneva:Council for International Organizations of Medical Sciences, 1991.

[35] International ethical guidelines for epidemiological studies. Geneva; Council for International Organizations of Medical Sciences,2009.

[36] Hepple B. Nuffield Council on Bioethics. Public health:ethical issues. London:Nuffield Council on Bioethics,2007.

[37] Ethics in epidemics, emergencies and disasters: research, surveillance and patient care: WHO training manual. Geneva:World Health Organization,2015.

[38] Rubel A. Justifying public health surveillance:basic interests,unreasonable exercise,and privacy. Kennedy Inst Ethics J,2012,22:1 – 33.

[39] Fairchild A L. Dealing with Humpty Dumpty:research,practice,and the ethics of public health surveillance. J Law Med Ethics,2003,31:615 – 623.

[40] Dawson A,Jennings B. The place of solidarity in public health ethics. Public Health Rev,2013,34:65 – 79.

[41] Beauchamp D E. The health of the republic: epidemics, medicine, and moralism as challenges to democracy. Philadelphia,PA:Temple University Press,1990.

[42] Upshur R E. Principles for the justification of public health intervention. Can J Public Health, 2002,93:101 – 103.

[43] Kaul I,Faust M. Global public goods and health:taking the agenda forward. Bull World Health Organ,2001,79:869 – 874.

[44] Selgelid M J. Infectious disease ethics:limiting liberty in contexts of contagion. New York,NY:Springer,2011.

[45] Deneulin S,Townsend N. Public goods,global public goods and the common good. Int J Soc Econ,2007,34:19 – 36.

[46] Closing the gap in a generation:health equity through action on the social determinants of health:final report of the commission on social determinants of health. Geneva:World Health Organization,2008.

[47] Guidance on ethics of tuberculosis prevention, care and control. Geneva:World Health Organization,2010.

[48] Ethics guidance for the implementation of the end TB strategy. Geneva:World Health Organization,2017.

[49] Guidance for managing ethical issues in infectious disease outbreaks. Geneva:World Health Organization,2016.

[50] Scott J C. Seeing like a state:how certain schemes to improve the human condition have failed. New Haven,CT:Yale University Press,1998.

[51] Promoting the health of refugees and migrants. Executive Board resolution 140/24. Geneva: World Health Organization,2017.

［52］ Willison D J,Ondrusek N,Dawson A,Emerson C,Ferris L E,Saginur R,et al. What makes public health studies ethical? Dissolving the boundary between research and practice. BMC Med Ethics,2014,15:61.

［53］ Graham J,Amos B,Plumptre T. Principles for Good Governance in the 21st Century: Policy Brief No. 15. Ottawa:Institute on Governance,1993(Available at:http://iog. ca/wp-content/uploads/2012/12/2003_August_policybrief151. pdf).

［54］ United Nations Development Programme. Chapter 8:Governance Principles, Institutional Capacity,and Quality. In Towards human resilience:sustaining MDG progress in an age of economic uncertainty. New York:United Nations Development Programme,2011 (Available at: http://www. undp. org/content/undp/en/home/librarypage/poverty-reduction/inclusive_development/towards_human_resiliencesustainingmdgprogress inanageofeconomicun. html54).

［55］ Expert information. Tokyo:Japan Ministry of Health,Labour and Welfare (http://www. mhlw. go. jp/bunya/kenkou/kekkaku-kansenshou11/dl/01_kansensho. pdf).

［56］ German R R,Lee L M,Horan J M,Milstein R L,Pertowski C A,Waller M N,et al. Updated guidelines for evaluating public health surveillance systems:recommendations from the Guidelines Working Group. MMWR Recomm Rep,2001,50:1 - 35;quiz CE1 - 7.

［57］ Brock D W,Wikler D. Ethical challenges in long-term funding for HIV/AIDS. Health Aff(Millwood),2009,28:1666 - 1676.

［58］ Daniels N. Accountability for reasonableness:establishing a fair process for priority setting is easier than agreeing on principles. BMJ,2000,321:1300 - 1301.

［59］ O'Neill O. Trust, trustworthiness and transparency. Brussels:European Foundation Centre,2015.

［60］ WHO framework convention on tobacco control. Geneva:World Health Organization, 2003.

［61］ United Nations framework convention on climate change. New York, NY:United Nations,2015.

［62］ Calain P. From the field side of the binoculars:a different view on global public health surveillance. Health Policy Plan,2007,22:13 - 20.

［63］ Gostin L,Friedman E A. Ebola:a crisis in global health leadership. Lancet,2014,384: 1323 - 1325.

［64］ Bioethics for Every Generation:The Presidential Commission for the Study of Bioethical Issues (Available from: https://bioethicsarchive. georgetown. edu/pcsbi/node5678. html).

［65］ Guide to Democratic Deliberation for Public Health Professionals. Presidential Commission for the Study of Bioethical Issues,2016.

［66］ Deliberative Scenarios:Presidential Commission for the Study of Bioethical Issues,2016 (Available from:https://bioethicsarchive. georgetown. edu/pcsbi/node5707. html).

［67］ World Wide Views On Climate And Energy Results Report,World Wide Views on Climate and Energy,2015. (Available from:http://climateandenergy. wwviews. org/wp-content/uploads/2015/09/WWviews-Result-Report_english_low. pdf).

[68] Use of quarantine to prevent transmission of severe acute respiratory syndrome. Morbid Mortal Wkly Rep,2003,52:680 - 683.

[69] Gostin L O,Bayer R,Fairchild L A. Ethical and legal implications posed by severe acute respiratory syndrome:implications for the control of severe infectious disease threats. J Am Med Assoc,2003,290:3229 - 3237.

[70] MacQueen K M,McLellan E,Metzger D S,Kegeles S,Strauss R P,Scotti R,et al. What is community? An evidence-based definition for participatory public health. Am J Public Health, 2001,91:1929 - 1938.

[71] Tindana P O,Singh J A,Tracy C S,Upshur R E,Daar A S,Singer P A,et al. Grand challenges in global health:community engagement in research in developing countries. PLoS Med,2007,4:e273.

[72] Zakus J D,Lysack C L. Revisiting community participation. Health Policy Plan,1998, 13:1 - 12.

[73] Graeme L,Stevens L,Jones K H,Dobbs C. A review of evidence relating to harm resulting from uses of health and biomedical data. Oxford:Nuffi eld Council on Bioethics,2015.

[74] Barrett D H,Ortmann L H,Dawson A,Saenz C,Reis A,Bolan G. Public health ethics: cases spanning the globe. Springer Open,2016.

[75] Considerations and guidance for countries adopting national health identifiers. Geneva: UNAIDS,2014 (http: // www. unaids. org/sites/default/files/media _ asset/JC2640 _ nationalhealthidentifiers_en. pdf).

[76] Monitoring HIV impact using population-based surveys. Geneva:UNAIDS,2015.

[77] Rose G. Sick individuals and sick populations. Int J Epidemiol,1985,14:32 - 38.

[78] Upshur R E,Morin B,Goel V. The privacy paradox:laying Orwell's ghost to rest. Can Med Assoc J,2001,165:307 - 309.

[79] Davison W L,Kelley R A. ICES report—2014 prescribed entity review. Toronto, Ontario:Institute for Clinical Evaluative Sciences,2014.

[80] Baggaley R,Johnson C,Garcia Calleja J M,Sabin K,Obermeyer C,Taegtmeyer M,et al. Routine feedback of test results to participants in clinic-and survey-based surveillance of HIV. Bull World Health Organ,2015,93:352 - 355.

[81] Fairchild L A,Ronald. Unlinked anonymous testing for HIV in developing countries:a new ethical consensus. Public Health Rep,2012,127:115 - 118.

[82] Consolidated guidelines on HIV testing services. Geneva:World Health Organization, 2015.

[83] Monitoring HIV impact using population-based surveys. Geneva:UNAIDS,2015.

[84] Bernstein A B,Sweeney M H. Public health surveillance data:legal, policy, ethical, regulatory,and practical issues. MMWR Suppl,2012,61:30 - 34.

[85] Klingler C,Silva D,Schuermann C,Reis A,Saxena A,Strech D. Ethical issues in public health surveillance:a systematic review. BMC Public Health,2017,4:17(1):295.

［86］ Dye C，Bartolomeos K，Moorthy V，Kieny M P. Data sharing in public health emergencies：a call to researchers. Bull World Health Organ,2016,94:158.

［87］ Langat P,Pisartchik D,Silva D,Bernard C,Olsen K,Smith M,et al. Is there a duty to share？Ethics of sharing research data in the context of public health emergencies. Public Health Ethics,2011,4:4-11.

［88］ Hripcsak G,Bloomrosen M,Flately Brennan P,Chute C G,Cimino J,Detmer D E,et al. Health data use, stewardship, and governance：ongoing gaps and challenges：a report from AMIA's 2012 health policy meeting. J Am Med Inform Assoc,2014,21:204-211.

［89］ Geissbuhler A,Safran C,Buchan I,Bellazzi R,Labkoff S,Eilenberg K. Trustworthy reuse of health data：a transnational perspective. Int J Med Inform,2013,82:1-9.

［90］ Longo L D,Drazen M J. Data sharing. N Engl J Med,2016,374:276-277.

［91］ Frakt A B,Bagley N. Protection or harm？Suppressing substance-use data. N Engl J Med,2015,372:1879-1881.

［92］ Sidel V W,Cohen H W,Gould R M. Good intentions and the road to bioterrorism preparedness. Am J Public Health,2001,91:716-718.

［93］ Fatima R,Harris R J,Enarson D A,Hinderaker SG,Qadeer E,Ali K,et al. Estimating tuberculosis burden and case detection in Pakistan. Int J Tuberc Lung Dis,2014,18:55-60.

［94］ iHLS. Fighting Ebola using drones,2014(http://i-hls.com/archives/40511).

［95］ Atherton K D. The week in drones：drones fight Ebola,Iranian dogfighters,and more. Keeping up with the droneses. Popular Science,2014,9:26.

［96］ Thermal imaging cameras fighting the war on Ebola virus. Las Vegas,NV:Sierra Pacific Innovations,2014(https://www.x20.org/thermal-imaging-cameras-war-ebola/).

［97］ Kristin B S. African drone stories. Behemoth J Civilisation,2015,8:73-96.

［98］ Metcalf J,Keller E,Boyd D. Prespctive on big data,ethics and society. Council for Big Data,Ethics and Society,2016(http://bds.data society.net/up-content/uploads/2016/05/Perspectives-on-Big-Data.pdf).

［99］ Veyena E,Salathe M,Madoff L C,Brownstein J S. Ethical challenges of big data in public health. Plos Comput Biol,2015,11:e1003904.

- 从事公共卫生监测的伦理义务是什么？

- 进行疾病监测的风险是什么？这些风险该如何与人群层面的利益相平衡？

- 相关社区何时以及如何参与监测计划的制定？

- 如何保护监测数据的隐私？

- 公共卫生部门间共享，与公共卫生研究者共享，或与为监测做出贡献的社区和个人共享相关监测数据的伦理义务是什么？

- 在什么情况下，必须严格禁止分享数据？

- 应建立什么机制以确保将伦理议题置于数据的收集、使用和发布之前？

这些都是参与公共卫生监测的人士一个多世纪以来一直在努力解决的核

心问题。为了解决这些问题和其他紧迫问题,一个国际专家组制定了《世界卫生组织关于公共卫生监测中伦理问题的指南》。基于一系列核心伦理和政策考虑,这17项指南确立了开展监测、共享数据和社区参与的积极义务,同时承认监测的局限性。本指南适用于以基本的文化、经济和政治变化为特征的情况,其目标是进行批判性的讨论,治理和监督监测活动。

实施遏制结核病战略的伦理指南
ETHICS GUIDANCE FOR THE IMPLEMENTATION OF THE END TB STRATEGY

建议引文格式：Ethics Guidance for the Implementation of the End TB Strategy. Geneva：World Health Organization；2017. License：CC BY-NC-SA 3.0 IGO.

目录

前言 ··· 46

致谢 ··· 47

缩写和首字母缩略词 ·· 49

概述 ··· 50

方法 ··· 52

总体目标和价值观 ·· 53

   1. 将遏制结核病作为一个社会正义问题 ······················· 53

   2. 伦理与人权:"遏制结核病战略"的主要基础 ··············· 54

   3. 帮助遏制结核病的指导原则和价值 ························· 56

   4. 提供结核病服务的义务 ······································· 59

  I 以患者为中心的综合治疗和预防 ······························· 62

   5. 教育、咨询和知情同意的作用 ································· 62

   6. 在没有治疗服务的情况下进行诊断 ························· 65

   7. 应对潜伏结核感染 ··· 67

   8. 支持患者对治疗和其他卫生医疗建议的坚持 ············· 69

   9. 当推荐的结核病治疗方案不可行时,患者的治疗和保健 ··· 73

   10. 姑息治疗和临终关怀 ··· 75

   11. 儿童 ··· 77

   12. 囚犯 ··· 79

   13. 移民 ··· 80

  II 明确的政策和支持系统 ·· 83

   14. 感染的预防和控制 ··· 83

   15. 隔离和非自愿隔离 ··· 84

   16. 筛查 ··· 88

17. 监测 ……………………………………………………… 89

18. "同情性使用"和"扩大使用"结核病新药 ………………… 90

19. 医疗卫生工作者的权利和义务 ……………………………… 91

Ⅲ 研究与新兴技术 …………………………………………… 93

20. 结核病与健康技术 ………………………………………… 93

21. 结核病防治新领域 ………………………………………… 95

22. 快速数据共享 ……………………………………………… 100

参考文献 ……………………………………………………… 102

参考书目 ……………………………………………………… 108

前 言

世界卫生组织（WHO）"遏制结核病战略"完全符合"可持续发展目标
（SDGs）"的框架。两者都需要充分考虑公平、人权和伦理。事实上，"保护人
权、伦理和公平"是 WHO"遏制结核病战略"的四项基本原则之一。"可持续发
展目标"议程本身的灵感来自一句简单的格言："不让任何人掉队"。必须确保
用这些基本原则指导遏制结核病战略的实施，特别是当结核病在世界各地最弱
势和最边缘化人群中猖獗的情况下。

在该领域应用这些原则并非易事，因为患者、社区、卫生工作者和其他结核
病利益相关方在实施该战略时面临冲突，甚至伦理困境，本指南旨在应对这一
挑战。本指南汇集了各界人士和专家的心血：从国家结核病规划到民间团体、
受影响的个人和社区，以及公共卫生、伦理、卫生法和人权方面的专家。感谢他
们的重要贡献，感谢他们参与本指南的制定。我们希望，这一指南能够被迅速
而广泛地接受，以帮助确保遏制结核病战略的实施符合健全的伦理标准。

21 世纪，人们普遍认识到，需要将科学和伦理紧密地结合起来以指导行动。
只有在健全的伦理准则下，形成以证据为基础的有效干预，并尊重和保护人权，
才能成功地实现我们的宏伟目标，即遏制结核病流行，消除与此相关的人类痛
苦，"不让任何人掉队"。

世界卫生组织全球结核病规划主任

Mario Raviglione 博士

致 谢

在 Abha Saxena and Karin Weyer 的监督下,Ernesto Jaramillo 和 Andreas Reis 负责本指南的编写,得到了全球结核病规划项目主任 Mario Raviglione 和信息、证据、研究部主任 Ties Boerma 的全面指导。感谢 WHO 其他成员对本指南制定所做的贡献,他们是:Marie-Charlotte Bouësseau, Joan Dzenowagis, Knut Lönnroth, Vasee Moorthy, Nobuyiki Nishikiori, Diana Weil 和 Matteo Zignol。还要感谢 WHO 的实习生,在他们实习期间,或在实习之后对这项工作的支持,他们是:Chavy Arora, Antonia Fitzek, Sophie M. Hermanns, Patrik Hummel 和 Jan Nieke。

主编

Diego S. Silva(加拿大西蒙弗雷泽大学)

Ernesto Jaramillo(WHO)

Andreas Reis(WHO)

WHO 感谢不同部门的共同作者和同行审稿人的贡献,以及外部审查小组的专家,他们在不同阶段都做出了贡献。

撰稿人

Nisha Ahamed(美国罗格斯新泽西医学院全球结核病研究所),Tammam Aloudat(瑞士无国界医生组织),Farhana Amanullah(巴基斯坦印度河医院) Ronald Bayer(美国哥伦比亚大学),Anant Bhan(印度顾问),Frank Adae Bonsu(加纳卫生部),Tsira Chakhaia(格鲁吉亚第比利斯),Lucy Chesire(肯尼亚结核病行动组),Brian Citro(美国芝加哥大学法学院),Stéphanie Dagron(瑞士苏黎世大学),Colleen Daniels(瑞士遏制结核病合作组织),Manfred Danilovits(爱沙尼亚卫生部),Poonam Dhavan(瑞士国际移民组织),Bernice Elger(瑞士日内瓦大学),Kathy Fiekert(荷兰 KNCV 结核病基金会),Andreas Frewer(德国埃尔朗根-纽伦堡大学),Mike Frick(美国治疗行动小组),Michel Gasana(卢旺达卫生部),Ken Goodman(美国迈阿密大学),Andrei Mariandyshev(俄罗斯北方国立医科大学),Sundari Mase(美国疾病控制和预防中心),Norbert Ndjeka(南非卫生部),Naranbat Nyamdavaa(蒙古国家结核病控制项目),Christoph Ostgathe(德国埃尔朗根-纽伦堡大学),John Porter(英国伦敦卫生与热带医学院),Ejaz Qadeer(巴基斯坦联邦卫生部),Lee Reichman(美国新泽西州罗格斯大学医学院全球结核病研究所),Maria Rodriguez(多米尼加共和国卫生部),Abdul Hamid Salim(孟加拉国结核病顾问),Julia Tainijoki-Seyer(法国世界医学会),Carrie Tudor(瑞士国际护士理事会),Verina Wild(瑞士苏黎世大学),Justin Wong Yun Yaw(文莱达鲁萨兰国卫生部)。

外部评审专家

Oumou Younoussa Ba-Sow(几内亚国立伊格纳斯·迪恩国立医院),Angus Dawson(澳大利亚悉尼大学),Justin Denholm(澳大利亚维多利亚结核病项目),Paula Fujiwara(法国国际防痨和肺部疾病联合会),Tina Garani-Papadatos(希腊雅典大学),Dirceu Greco(巴西米纳斯吉拉斯联邦大学),Michael Selgelid(澳大利亚蒙纳士大学),Ross Upshur(加拿大多伦多大学),Kitty Van Weezenbeek(荷兰 KNCV 结核病基金会),丛亚丽(中国北京大学),Ma. Eloisa C. Zepeda-Teng(菲律宾残障和公共政策研究所)。

资助者

非常感谢美国国际开发署(USAID)通过 USAID - WHO 合作基金提供资金资助,基金编号:No. GHA - G - 00 - 09 - 00003/US - 2015 - 827。

非常感谢共同作者及其工作机构的支持,他们为章节起草、后续编辑和最终版指南的审查做出了贡献。被列为撰稿人或外部评审专家并不一定表示其认可本指南。

缩写和首字母缩略词

AIDS	获得性免疫缺陷综合征
DOT	直接面视督导下治疗
GPP‐TB	结核病药物试验参与规范指南
HIV	人类免疫缺陷病毒
MDR/RR‐TB	耐多药/利福平耐药结核病
PHEIC	国际关注的突发公共卫生事件
SDGs	可持续发展目标
SMS	短信服务
TB	结核病
TB/HIV	结核杆菌/人类免疫缺陷病毒双重感染
UN	联合国
UNICEF	联合国儿童基金会
VOT	视频观察督导下治疗
WHA	世界卫生大会
WHO	世界卫生组织
XDR‐TB	广泛耐药结核病

概 述

世界卫生大会于 2014 年 5 月通过了《世界卫生组织(WHO)遏制结核病战略》,该战略的目标与可持续发展目标(SDGs)有关,为世界各国绘制了一张蓝图,即到 2030 年结核病(TB)死亡人数降低 95%,2035 年新病例比 2015 年降低 90%。"遏制结核病战略"建立在三大支柱之上:

① 以患者为中心的综合治疗和预防。

② 明确的政策及其支持体系。

③ 加强研究和创新。

这些支柱以四项基本原则为基础:

① 政府的管理和责任受到监督和评价。

② 与民间社会组织和社区建立强有力的联盟。

③ 保护和促进人权、伦理和公平。

④ 在全球合作下,在国家层面调整战略和目标。

本指南在最初 2010 版《结核病预防、保健和控制伦理指南》的基础上,更新并扩大了范围,以应对医疗卫生工作者和决策者所面临的严峻挑战。确保良好的伦理道德规范是实施"遏制结核病战略"的基础。为了表达清晰和便于使用,本指南的结构将沿用"遏制结核病战略"一文所提及的支柱和概念。

在不久的将来,结核病防制工作者将不得不同时应对传统挑战(如促进寻求健康的行为、促进治疗的依从性、防止和减轻污名化和歧视)和新的挑战(包括使用新方法进行诊断、治疗、预防、护理、管理以及使用数字健康手段)。这就需要新的方法来维持和加快结核病防制进程,特别是暴露前和暴露后需要有效的新疫苗、更好的诊断方法、疗程更短的药物治疗方案,以及对潜伏结核感染进行更有效的和有针对性的治疗。因此,需要立即对研究和开发进行投资,以确保及时获得这些新的手段,以实现"遏制结核病战略"和"可持续发展目标"所确定的目标。

本指南的目标是为 21 世纪那些致力于遏制结核病的人们提供帮助,对一些关键伦理问题提出切实可行的答案,使患者、家庭、民间团体、卫生工作者和决策者能够继续前进,应对当前的挑战。木指南通过建议,并作为深入分析复杂伦理挑战的基础,为困难的决策过程提供信息。

方 法

为制定这一指南，主编们根据结核病各利益相关方提供的反馈和建议，编制了一份前瞻性目录，内容有关患者、医疗卫生工作者和结核病规划管理人员在执行 WHO 结核病政策时面临的主要挑战。指南制定小组召开了两次会议，对这份目录中列出的主要问题进行了讨论，两次会议分别于 2015 年 11 月 12 日至 13 日和 2016 年 7 月 14 日至 15 日在瑞士日内瓦举行。两次会议的与会者代表了结核病各主要利益相关方（前结核病患者、民间团体、医疗卫生工作者、结核病规划管理人员、科学家、捐助方和学者）的观点。

指南的每一条，都先由一名该领域的主要国际专家根据文献及其专业经验编写初稿。随后在日内瓦举行的面对面会议上，至少有两名外部专家在各自领域讨论了相应章节的初稿。外部专家审查了指南的最终草案，并汇集了前结核病患者、伦理学家、医疗卫生工作者和结核病规划管理人员的观点。当指南编写者们表达不同的价值观和利益时，这种方法有助于达成广泛的共识。主编们负责指南的技术编辑，综合了审查人员的反馈意见和 WHO 的现行政策。本指南更新了 2010 年 WHO 发布的《结核病预防、治疗和控制伦理指南》中的若干建议[1]。

根据 WHO 的利益冲突政策，指南的范围以及指南制定小组成员的组成，包括他们的简历，都在会议前进行了公示。所有成员都签署了 WHO 的无利益冲突声明，没有人声称有任何利益与他们在指南制定中发挥的作用相冲突。

总体目标和价值观

1. 将遏制结核病作为一个社会正义问题

社会不平等助推了结核病,结核病又使许多人在贫困中陷得更深。遏制结核病和解决健康问题的社会决定因素是相互依存的。本条介绍了社会正义的含义及其在实施 WHO"遏制结核病战略"中的重要作用。

什么是社会正义?

正如联合国在开放世界的社会正义中所界定的那样,正义通常被理解为关注个人作为社会和社区成员的权利和义务;社会与政治结构以及进程的公平性;关注人与人之间,人与国家之间的关系。就健康而言,社会正义通常被理解为关注不平等,以及在人与人之间公平分配利益和负担[2]。尽管有关社会正义的目标得到了普遍认可,但关于社会正义在实践中该如何发挥作用仍存在着合理的分歧;而在这些不同的观念之间,往往还会存在大量的共识和结论。本指南将在普遍认可的情况下指导读者,同时指出那些仍未解决的、需要更深入地了解背景,以便得到更好解决方案的挑战。

为什么社会正义对公共卫生很重要?

社会正义可以被认为是"……推动公共卫生进步的双重道德动力,通过关注最弱势群体的需要来促进健康,并由此提高整个人类的福祉"[3]。社会正义是所有 WHO 工作和指南的特点,比如,在这些指南中,社会正义被称为应对健康的社会决定因素的主要指导原则[4]。为了促进健康,特别是边缘化或最弱势群体和社区的健康,必须承认社会、经济和政治力量相互交织、复杂和强化的本质。将社会正义作为公共卫生的支柱,不仅意味着致力于在临床和人群层面提高个人和社区的直接健康产出,而且还意味着可以准确地针对和改善那些导致边缘化人群不良健康状况的社会、经济和政治因素。

社会正义对我们如何遏制结核病产生怎样的影响?

结核病严重影响到社会经济地位较低的边缘人群。正因如此,遏制结核病不仅需要生物医学干预,而且需要设法解决导致感染和疾病的潜在社会、经济和政治问题,因为这些问题阻碍被感染者充分受益于现有的诊断和药物等有效措施。

"遏制结核病战略"的三大支柱为:提供以患者为中心的预防、诊断、治疗和保健(支柱一);建立健全的支持系统,包括通过预防灾难性损失减轻贫穷(支柱二);并提高研究的质量、数量和相关性(支柱三)。此外,"保护和促进人权、伦理和公平"是遏制结核病战略的基本原则之一[5]。社会正义关乎所有这三大支柱,因此,在应对结核病治疗和控制带来的复杂伦理挑战时,社会正义就成为人们关注的焦点。

2. 伦理与人权:"遏制结核病战略"的主要基础

伦理原则和价值巩固了"遏制结核病战略"。因此,确保结核病治疗和控制造成的伦理问题得到妥善审查和解决是非常重要的。第一步是阐明伦理的本质、与人权的关系,以及如何将这一指南纳入国家结核病规划和其他利益相关方实施"遏制结核病战略"的行动之中。

什么是伦理?

伦理关注应该或理应做什么,它包括了对我们应该如何生活(我们的行动、意图和习惯)的思考。由于文化或宗教差异,伦理有时可能是人与人之间产生分歧和冲突的根源。然而,所有利益相关方通过仔细分析和辩论,往往有可能就采取哪些行动或制订哪些政策达成有意义的共识[6-10]。

什么是权利? 什么是人权? 健康权是人权吗?

权利是一个人可以对另一个人或群体,包括法人(如公司)、政府或国家提出的要求。一个人对另一方提出的要求可以是积极的(即需要采取行动),也可以是消极的(即要求不采取行动)。另一方与某一权利相对应的行动往往被称为"责任"或"义务"。人们凭借不同的行为或存在状态(比如由于是一个国家的公民或签订了合同)而拥有或获得权利。

人权是人们仅仅因为是人而拥有的一种特殊类型的权利。人权是一种法律保障,保护个人和群体的基本自由和人的尊严免遭侵犯,同时规定个人和群体有要求积极行动的权利[11]。人权包括公民、文化、经济、政治和社会权利,并载入国际条约,如《经济、社会、文化权利国际公约》[17]和几乎所有国家的宪法[12-14]。

人权主要涉及个人与国家之间的关系,但也包括私人、非国家行为者的责任。政府关于人权的义务大致属于尊重、保护和履行的原则。

健康权被特别阐述为可达到的最高身心健康标准,是每个人的一项基本权利。这项权利载于《WHO章程》、《世界人权宣言》第二十五条和《经济、社会、文化权利国际公约》第十二条[11,14-15]。个人接受结核病治疗的权利和成员国采取行动阻止结核病蔓延的义务是健康权的一部分。

伦理价值与人权原则之间的关系是什么?

人权是一套伦理价值观的具体法律体现,包括人的尊严、平等、不歧视、参与、共济和问责,人权和伦理价值观密切相关。由于人权具有法律约束力,它提供了一个非常重要的准则,各国政府、国际组织和私营部门都有义务遵守这一准则。然而,这一准则的存在并不排除持续进行伦理考量的必要性。事实上,许多伦理规范超出了人权的范围。在许多情况下,多重伦理考量是相关的,并可能指向不同的方向。伦理上可接受的决定取决于是否阐明了各种适当的伦理考量,确保在分析中考虑到了多种观点,并创建了一个各利益相关方都认可的公平和合法的决策过程。

在实施"遏制结核病战略"时,谁负责保护和促进伦理和人权?

国家结核病规划的管理者及以下各级负责人负有首要责任,根据《经济、社会、文化权利国际公约》等公约而建立、健全的伦理规范,以及对人权法应有的保护,促进、支持和监督"遏制结核病战略"的实施。绝大多数联合国成员国都签署并批准了该公约[17]。然而,这一责任并不仅限于结核病规划的领导者,每一个参与结核病管理、治疗和研究的人都应该以符合伦理和符合国际人权的方式履行这一责任。

个人、民间团体、捐助者和政府如何共同努力以促进伦理价值?

在国际社会的支持下,各国政府有责任开展和持续改进遏制结核病的服务。各国政府有法律义务确保根据国际标准,普及结核病的诊断、治疗和保健,防止歧视,并应对对结核病负有主要责任的健康的社会决定因素。国际社会必须履行自己的义务,向资源匮乏的国家提供财政和技术援助。此外,一些人认为,包括制药公司在内的私营公司也有伦理责任为遏制结核病的斗争做出贡献。

社区组织、家庭和结核病患者应在结核病预防、诊断、保健和治疗方面发挥支持作用,并提供一个没有污名化和歧视的,富有同情心的环境。此外,他们应要求私营和公共部门履行其资助、支持和实施"遏制结核病战略"的责任。

结核病患者也有责任,因为活动性结核病患者可能传染并伤害他人。患者有伦理义务向医疗卫生工作者提供完整和准确的个人信息和临床信息;告诉医务人员自己在治疗过程中遇到的任何困难;遵循规定的治疗方案;鼓励他人寻求治疗;体谅其他结核病患者和护理人员;需要时,遵守隔离令;以不危及他人的方式行事;如果能保证自身安全,应提醒他们的接触者寻求诊断。然而,只有政府、国际社会和地方社区首先履行责任,结核病患者才能妥善履行自己的一些主要责任。

国家结核病规划领导者、技术机构、捐助方、民间团体、医疗卫生工作者和其他结核病利益相关方有责任积极传播这一指南,采取符合国情的相应措施,促进必要的辩论,以应对本地的、区域的和全球的伦理挑战。

3. 帮助遏制结核病的指导原则和价值

哪些伦理原则和价值观对结核病治疗和控制特别重要?

结核病综合战略应力求通过妥善治疗感染者(活动期的和潜伏期的)和预防新感染(制定有效的治疗和控制方案,例如感染控制、疫苗接种、人群筛查、改善已知增加结核病风险的社会经济因素)以保护个人和社区。实现这些目标需要采取协调行动,通过采取恰当的公共卫生措施,为保护社区所有成员免遭伤害提供条件[18]。

并非所有以下原则和价值观都适合每一种情况,但这些都很重要,应在适当情况下加以保护和促进[19]。必须对各种原则和价值观的相关性,以及如何使用它们来阐明相关义务做出判断。

• **公平**:每个人的权利、利益和福祉都应得到平等保护。为确保公正,要求根据需要分配防治结核病所需的资源,其目标不仅是解决结核病问题,而且是努力尽可能多地解决导致结核病的潜在社会和经济因素。

• **共同的善**:结核病不仅威胁受到传染的个人的健康,而且威胁到整个人群的健康。因此,消除或减少结核病对社会的威胁可以让所有人受益。无论在全球还是在当地,每个人都受益于拥有强大的公共卫生设施、能有效应对结核病的国家。

- **共济**:这代表了人与人之间的社会关系。它是指在国家或国际上,特别是那些在社会、政治或经济上处于边缘地位的人,作为一个群体或社区团结在一起。在讨论各成员国如何维护其人群中边缘化群体的利益时,经常使用共济一词。结核病增加了整个人群,尤其是边缘化人群受伤害的风险。如果社区能紧密联系,团结合作,实施"遏制结核病战略",并解决结核病的社会决定因素,就可以减少一部分上述风险。

- **互惠**:是一种理念,即向那些给予我们(无论作为个人或社会)利益的人回报好处,并减轻那些受到伤害的或处于不利地位的人的负担,即使这种不利地位是合理的。确保那些因治疗病患而处于危险之中的医疗卫生工作者能得到有效的保护,以及支持为社区承担更大负担的患者(例如处于呼吸隔离状态的患者)是结核病背景下两个有关互惠的典型例子。

- **伤害原则**:这一原则认为个人只要不伤害另一名未经同意的个人,就可以采取任何行为,包括采取对自己有害的行为。不幸的是,因为结核病患者可以将感染传播给更广泛的公众,所以在结核病的治疗中是根据伤害原则来最终判断对患者进行隔离和非自愿隔离是否合理。在结核病防制中运用"伤害原则"时,必须注意考虑其他价值观,特别是互惠和共济价值观来支持结核病患者(关于这个问题更多的讨论参见第15条"隔离和非自愿隔离")。

- **信任和透明**:这两个相互关联的价值观要求通过公平的程序,以公开的方式在各个层面进行沟通和做出决定,而且,只要有证据存在,这些决定都必须是响应性的、真实的和基于证据的,以赢得所有利益相关方的信任。

- **保健义务**:所有医疗卫生工作者都有义务照顾结核病患者,并关心患者家属的福祉。同时,医疗卫生工作者必须对他们自己工作的环境有安全感,他们自己的福祉也必须得到保护。这意味着,公共卫生部门有责任为他们提供相当安全的环境,包括法律的保护、足够的培训和支持、装备齐全的设施,以及优质的定期补给。

- **效力**:这意味着避免做一些明显行不通或可能产生消极意外后果的事情,以及有义务积极采取已被证明或有可能成功的措施。

- **效率**:要求以最有效的方式使用有限的资源。需要持续的监督、监测和研究结核病规划,以确保效率。

- **相称性**：应对来自患者或卫生系统潜在有害行为（如患者拒绝坚持治疗或隔离请求、政府撤销对患者的非必要社会支持）的任何措施必须与伤害本身的威胁相称。应对措施不应超过实现患者和卫生系统所期望结果的必要范围。

- **参与和社区参与**：地方资源对遏制结核病至关重要。结核病的治疗必须了解当地的习俗和社区规范，以尊重社区内的每个人，并通过建立信任确保取得成功的最大可能性。公众应该了解自己的社区内是如何提供结核病治疗的，以便与当地的习俗和价值观相一致。因此，国家结核病规划和更广泛的结核病社区在制定国家结核病政策时必须优先考虑社区和结核病患者的参与。

- **尊重和尊严**：这两个相互交织的术语指的是这样一种理念，即所有人在其一生中都应该受到同等的关心和关注。这也意味着，人本身应被视为目的，而不是工具或为了他人的利益。平等地对待每个人或将人本身视为目的，并不意味着每个人都必须获得同样份额的资源。资源可以根据不同的伦理相关的标准（如需要、效用等）进行分配。它的真正含义是，人们不应该因为自己的信仰不同、生活选择不同，或因为疾病、宗教、种族、性别及性取向等因素，而遭到偏见、歧视和污名化。

- **自主性**：在"遏制结核病战略"的背景下，自主性可以定义为确保个人有权对自己的生活以及健康做出决定。虽然这不是唯一重要的价值观，也并非总是应该优先考虑的价值观，但在有关结核病政策的伦理考量中，需要仔细考虑这一价值观。比如，尊重自主权意味着患者一般应有权选择接受结核病服务的地点。

- **隐私和保密**：为保证结核病规划或有关单位必要的公共卫生职能，非常有必要对结核病患者或结核病调查对象的所有私人信息保密。将患者的结核病信息保密还将有助于消除与结核病有关的污名化，并有助于获得患者及其社区的信任。

"遏制结核病战略"的第一支柱明确采用以患者为中心的方法，将"患者置于提供服务的核心"。以患者为中心的方法认为，结核病治疗的直接受益者是患者本人，因此，在制定战略时必须考虑到个人的权利和福祉。例如，结核病患者有权获得符合国际质量标准和最佳实践的咨询和治疗；不受污名化和歧视；有机会利用同伴支持网络；并受益于负责任的服务机构[20]。以患者为中心的方法应被解读和理解为符合其他公共卫生价值观和原则。此外，还要同样重视以下方面：那些患病但未接受治疗的人（例如那些尚未被确诊的患者）；患者的家庭成员和接触者,结核病增加了他们的感染风险和社会伤害(例如父母再无收入的儿童);以及整个社区,他们面临着不能诊断和有效治疗结核病患者的风险。

4. 提供结核病服务的义务

各国政府是否有伦理义务普及结核病治疗?

是的。根据国际标准,各国政府有伦理义务普及结核病治疗,包括提供社会支持作为结核病治疗的一个关键部分。这是基于政府促进共同的善和履行健康人权的职责。正如《WHO章程》所指出的:"享有能达到的最高健康标准是每个人的基本权利之一,不分种族、宗教、政治信仰、经济或社会状况"[15]。同样,《经济、社会、文化权利国际公约》规定,"人人有权享有能达到的最高标准的身心健康"(即健康权),并特别呼吁各缔约国采取必要步骤"预防、治疗和控制流行病、地方病、职业病和其他疾病"[16]。此外,《世界医学协会关于患者权利的里斯本宣言》[21]规定了提供这种卫生保健服务的原则。

政府是否有伦理义务提供基本药物和保健?

是的,各国政府有伦理义务提供基本药物和保健。根据《WHO基本药物行动纲领》[22]的定义,各国在健康权规定下具有"提供基本药物"的核心义务。此外,联合国经济、社会和文化权利委员会认为可及性也是健康权的要素之一,宣布"缔约国必须有足够数量的正常运作的医疗设施、商品、服务以及规划以供使用"[23]。委员会还规定,缔约国"在任何情况下都不能为其不遵守核心义务辩护……这是不可克减的"[24]。因此,《经济、社会、文化权利国际公约》的所有缔约国都有确保普及结核病药物的不可克减的义务。

上述义务是否意味着应免费提供结核病治疗?

是的。应向所有结核病患者和面临风险的人群免费提供包括结核病药物在内的结核病诊断、治疗、护理和预防。这有双重好处:①许多穷人可能难以负担得起药品;②治疗可以惠及整个社会,因为治愈可以防止结核病传染给他人[25]。第二个好处反映了互惠的伦理原则,互惠原则指出,当个人为社会利益承受负担时,社会有义务提供回报[26]。

提供免费结核病治疗的义务也是务实的考虑。对许多人来说,治疗费短缺是获得或完成全疗程结核病治疗的障碍,这意味着一些具有传染性的人患者永远无法治愈,从而使更多的人面临风险。此外,对结核病的不当治疗还促进了耐药菌株的产生,这使治疗变得更加昂贵和困难。因此,确保结核病的免费治疗对于政府保护公众健康至关重要,从长远来看,这很可能被证明是成本较低的选择。

是否要将免费治疗义务扩大到耐多药和利福平耐药结核病(MDR/RR－TB)?其治疗成本高于药物敏感型结核病的治疗成本。

是的。如果 MDR/RR－TB 患者得不到适当治疗,就会出现高死亡率。鉴于与耐药菌株相关的病痛以及高发病率和死亡率,确保耐药结核病的免费治疗更加符合个人的和公共的卫生利益。

MDR/RR－TB 的治疗费用强调了提供充足资源支持基本结核病服务的重要性,基本结核病服务包括感染控制、以患者为中心的 DOT 和以社区为基础的治疗方案。

国际社会有哪些义务支持政府普及结核病治疗的能力?

不可否认的是,普及结核病治疗,特别是 MDR/RR－TB 的治疗费用给资源贫乏的国家带来了沉重负担。如上所述,根据国际人权法,这些政府有义务"尽可能迅速有效地"提高其治疗能力[27]。与此同时,国际社会有义务向无法自行普及治疗服务的国家提供财政和其他援助。这种义务可以基于若干不同的伦理原则。基于人道主义观点的论据可能会诉诸这样一个事实,即人类需要相对低廉的干预措施,这些干预措施可以轻松而显著地改善他们的生活。还有一个论据基于这样的观点,即由于全球存在严重的不公平,需要各国分享财富以达到公平。即使认为各国间分享财富的道德论点不能令人信服,政府也有强烈而审慎的工具理性,有义务为了本国公民关注结核病这样的疾病,特别是考虑到耐药结核病不断增多。结核病是一种具有高度传染性,不分国界的疾病,其耐药菌株甚至可以挑战最先进的药物,因此确实构成了全球威胁[28]。

普及结核病治疗的义务是否意味着政府有伦理义务确保结核病药物的质量?

是的。国家结核病规划提供质量没有保证的药物在伦理上是不可接受的,因为不合格的药物不仅会伤害患者个人,也会助长耐药菌株的产生[29]。

必须在政府一级履行确保结核病药物质量的义务。个人提供者的药物根本没有能力在个案基础上评估药品的质量。政府部门还有义务确保持续不间断的药物供应。

当政府无法确保有质量保证的药物供应时,医疗卫生工作者应如何就患者个人的治疗做出决定?

当政府没有提供有质量保证的结核病药物时,必须为患者个人做出决定的医疗卫生工作者就会面临伦理困境。在某些情况下,他们可能会合理地得出结论,给予患者质量未知的药物比完全放弃治疗更符合伦理。在做出这类决定时,他们应与患者和其他医疗卫生工作者协商,考虑该决定对患者和对公众的风险和收益。另外,这些医疗卫生工作者还有一项义务就是向政府报告这一特殊问题,并呼吁紧急纠正。

为促进患者更好地获得结核病护理和治疗,各国政府和医疗卫生工作者在制定战略时应考虑哪些伦理因素?

与促进获得结核病预防、护理和治疗有关的许多伦理考虑因素已经是WHO "遏制结核病战略"的一部分。包括以下要点:

• 以患者为中心的治疗方法意味着治疗是可及的、可接受的、负担得起的和适当的[30]。当采用以患者为中心的 DOT 时,患者可以选择治疗地点和治疗的观察者。

• 促进患者可及的、易接受的、以社区为基础的治疗,并提高依从性[31]。正如 WHO 所认可的:"由受过培训的非专业人员和社区卫生工作者提供的社区治疗可以取得与住院治疗类似的效果,理论上还可能减少疾病的院内传染"[31]。受过适当培训的工作人员在合格医疗卫生工作者(如护士)的监督下,也可在初级保健机构提供社区治疗。以社区为基础的治疗减轻了医疗机构的负担,比基于医疗机构的治疗具有更好的成本效益[31],从而使资源有限的政府能够为尽可能多的有需要的人服务。

• 将患者作为更大社区的一部分加以关注,鼓励建立支持小组,并与社区合作解决结核病的社会决定因素[32]。

• 促进结核病规划中的社会正义和公平应考虑到所有患者的需要,尤其是社会弱势群体的特殊需要,应积极主动地为其制定有针对性的干预措施。干预措施应特别注意性别问题,并针对不同类型的弱势群体,包括被感染和发展成活动性结核病风险增加的个人,以及在获得和充分利用服务方面有困难的个人。这些群体包括但不限于极端贫困人群、土著居民、难民、寻求庇护者、移民、矿工、囚犯、酒精等药物滥用者、身体或认知残疾者和无家可归者。此外,根据不同的国情,需要特别考虑妇女、儿童和同时感染艾滋病病毒者的需要。目前已经开发了一些渠道来探索这些人群的需要[33-37]。

Ⅰ 以患者为中心的综合治疗和预防

5. 教育、咨询和知情同意的作用

结核病患者及其社区是"遏制结核病战略"的核心。作为核心,患者们应该获得所有与结核病有关的信息,这将有助于他们作为患者和民间团体成员自由参与"遏制结核病战略"。

为什么有义务向个人提供有关结核病预防、诊断、治疗和保健服务的信息和咨询?

因为以下几个原因,应确保个人在应对结核病时能够获得完整和准确的信息,这些信息包括个人的权利和责任、风险和收益,以及可利用的替代办法。

首先,为坚持自主的理念,人们有权了解结核病及其病因、对健康的影响,以及国际上推荐的预防、诊断和治疗标准。《公民权利和政治权利国际公约》[38]规定了知情权,《经济、社会、文化权利国际公约》[39]将知情权作为健康权的一个组成部分。人们还有权了解并积极参与有关对其身体和从其身体中获得的样本做了什么,以及为什么要这样做的决定。不提供这些信息表明对民众自主权缺乏尊重和漠视,并妨碍他们参与有助于充分执行"遏制结核病战略"的政治辩论。

其次,帮助人们了解结核病及其管理,使个人更有可能遵守为结核病筛查、诊断、治疗、护理和感染控制而制定的方案。对于那些为了遵循筛查、诊断程序、坚持治疗和感染控制方案而必须承受重大经济和社会负担的患者来说,情况尤其如此。

再次,提供有关结核病政策和服务的完整信息可能有助于建立民众对卫生系统的信任,从而提高项目在社区中的地位和威望,这对"遏制结核病战略"的成功至关重要。

应该向个人提供什么样的结核病检测、治疗、感染控制和社会支持服务信息?

接受结核病检测的个人应获得有关结核病基本特征的充分信息,即结核病如何传播、为什么需要检测、未检测有什么影响,以及检测结果对结核病患者和他/她的家人有什么影响。必须向被诊断患有结核病的个人提供有关治疗风险和好处的信息(对患者和社区其他人都是如此),坚持治疗以及感染控制措施的重要性。提供社会支持,防止或减轻污名化和歧视,有助于坚持治疗和规范感染控制。

项目应与同侪倡导者和社区领袖合作,设计提供信息和教育的机制,以满足患者的具体需要,并密切关注性别、语言、教育、经济、文化和法律背景。

作为常规结核病治疗的一部分,是否有理由进行系统的接触史调查?

是的。接触过确诊结核病患者将更有可能罹患结核病,必须进行接触史调查,目的是通过筛查和检测新近的接触者,保护患者所在社区以及更广泛的公众不被结核病感染。此外,接触者调查还可以为受影响的接触者提供早期诊断和治疗。

向结核病患者告知接触者调查程序时,会出现哪些伦理问题? 需要平衡哪些原则?

WHO建议医疗卫生工作者向当地公共卫生监测系统报告所有结核病确诊患者[40]。卫生保健人员应向患者告知工作流程并提供咨询服务,寻求患者合作,确定接触者,并进行相应的随访。

在公共卫生部门对结核病的调查中,医疗卫生工作者必须在说服结核病患者按照治疗方案报告其接触者的必要性,与可能对接触者和患者产生负面影响(例如污名化和歧视)之间取得平衡。在某些情况下,由于害怕被遗弃、在社区被羞辱或被解雇,结核病患者可能会觉得无法向其伴侣、亲属或雇主透露自己的结核病状况。结核病规划有伦理义务向人们提供一切必要的援助和支持,以防止或减轻可能由接触者调查造成的污名化和歧视[41]。

当人们不愿意在符合国家法律和政策的接触者调查过程中积极配合时,公共卫生部门和医疗卫生工作者就面临着伦理困境。未经同意向第三方披露患者的健康状况侵犯了患者的隐私权和保密权*,而保护患者隐私被视为医患关系的基石。在这种情况下第三方也具有权利。如果患者具有传染性,其他人可能会受到威胁。虽然医疗卫生工作者对患者负有责任,但他们也有义务保护其他人的生命。有时,当我们坚持相称性原则时,必须在保护患者的隐私和福祉与防止对他人造成伤害之间进行平衡。任何国家结核病规划都必须在"保密的

---

  * 未经同意的披露:未经患者同意将其患病情况告知第三方。

必要性"和"保护患者免遭污名化"之间取得平衡,同时通过日常公共卫生活动保护和促进共同的善。实现这种平衡的方法只能根据实际情况而定。

未经同意披露患者的结核病状况应被视为最后的选择,只有在争取患者合作的一切合理的努力都失败后才能予以考虑。即使这样,也要尽可能保持患者的匿名(比如,当接触者需要接受检测时,给他们发送匿名短信,在潜在接触者家中留下小册子或信件)。未经同意披露的对象只能是密切接触者,因为他们感染或患病的风险要高得多。公共卫生部门和结核病规划应制定明确的准则,规范未经同意披露患者结核病状况的问题,其中应具体规定在授权未经同意的披露之前必须遵循的标准和程序。这些标准和程序应旨在保护患者及其接触者免受与结核病有关的污名化和其他社会伤害。当所有选择都已用尽,而不得不进行未经同意的披露时,应通知结核病患者。在适当的情况下,启动社会或社区支持体系以减轻对患者的任何潜在影响(如污名化和歧视)可能很重要,同时有必要部署防止后续伤害的机制。

什么是知情同意,为什么它与"遏制结核病战略"相关?

知情同意是指让患者作为合作伙伴参与健康服务的过程,通过提供充分和相关的信息,使他们能够自主做出决定。知情同意是一项基本权利,也是维护患者自主权的重要手段。知情同意是一个持续、动态的过程,在患者接受医疗服务的整个过程中,必须被持续监督和更新。

除此之外,以患者为中心的"遏制结核病战略"要求确保患者的决定是自愿和知情的,使他们作为伙伴参与进来。在患者文化水平足够的情况下,最好以书面形式提供信息,但这不应取代必要的咨询服务,特别是在风险或不确定性较大的情况下。当恐惧、绝望、健康素养差和对公共机构的不信任可能影响患者选择同意或不同意时,应特别小心。同样,提供咨询服务时必须具有文化敏感性,以确保其同意或撤销是知情的和自主的,并应贯穿于整个疗程中,而不仅仅是在诊断时。在治疗或研究开始时签署知情同意书而不提供后续信息,不足以在整个治疗或项目研究过程中保护患者的自主权,因为知情同意应被视为一个持续的过程。结核病中知情同意的伦理思考不应与一些医疗卫生工作者和研究人员用来记录患者决定的法律机制,比如知情同意书相混淆。

何时以及如何向结核病患者征求知情同意?

寻求和获得患者同意的方式将根据所提供的干预类型而有所不同。对于结核病检测,通常不需要有确认患者同意的具体过程,因为同意接受必要的诊断检测就是默认接受医学检查。一个例外的情况是，在得不到或难以获得耐药结核病的治疗时，向患者提供药物敏感性试验检测需要征求患者同意。因为患者默认检测的假定前提是，对丁诊断出的任何结果都将得到治疗，当无法获得相应治疗时，就没有理由进行可以免除知情同意的检测。因此，在没有耐药结核病治疗的情况下向患者提供药敏检测，应告知他们检测的风险和收益，特别要询问他们在无法得到治疗的情况下是否愿意接受检测。当潜在的结核病患者因为没有治疗而拒绝接受检测，而医疗卫生工作者怀疑其是传染源（例如学校教师）时，应慎重考虑其他预防性公共卫生措施，这类似于患者已经知道自己具有传染性但不希望自己的身份被披露。

无论是潜伏结核感染者还是活动性结核病患者，向他们提供治疗时，都应该告知并要求他们给予明确的同意，就像他们接受任何其他重要的医疗干预一样。与检测不同的是，不能仅仅从患者决定接受体检这一事实来推断患者同意结核病治疗。如上所述，核心伦理义务是向患者提供相关信息并寻求患者的同意，伦理上并没有义务必须采用书面知情同意的形式。重要的是要记住，知情同意程序的目标是确保以患者为中心，尊重患者及其价值观和利益，这也增加了患者完成治疗、及时报告不良反应、帮助追踪接触者，以及积极参与支持"遏制结核病战略"的可能。执行知情同意的程序不应成为实现这些基本目标的障碍。

无论是潜伏结核感染还是活动性结核病患者，对于拒绝接受治疗者，都应就他们自己和他们所在社区所面临的风险向他们提供咨询。医疗卫生工作者应设法了解患者不愿意接受治疗的原因，并应共同努力，确定解决这些问题的方法。只要能提供适当的咨询，很少有患者坚持拒绝治疗。如果出现这种情况，应告知患者，如果他们患有活动性结核病，而没有完成必要的治疗，虽然他们有权拒绝治疗，但有可能遭到非自愿隔离。应该向患者表明，这些措施不是为了惩罚，只是为了保护公众健康利益。有关拒绝治疗的结核病患者管理信息，请参见第 87 页；有关拒绝治疗潜伏结核感染者的措施，请参见第 67～69 页。

6. 在没有治疗服务的情况下进行诊断

新的诊断方法正在使结核病的诊断和治疗现代化。各国应确保所有患者都能根据国家政策获得 WHO 推荐的结核病治疗方法。然而，在许多情况下，结核病的治疗能力并不总是与诊断创新的能力相匹配。

在没有相应治疗的情况下,提供耐药结核病检测在伦理上正确吗?

正确,伦理上是允许的。目前各国都在努力扩大 MDR/RR‐TB 的治疗,即使没有有效的治疗方法,使用能提供药物敏感性信息的检测也是合理的,因为这可以通过以下方面为患者及其社区提供好处:

• 确保 MDR/RR‐TB 患者得到适当治疗,因为不当治疗可能损害患者和公众健康,并浪费资源;

• 帮助个人制定生活计划,减少疾病对家庭成员的影响,并报告有关感染控制的行为;

• 因耐药而导致标准化治疗失败时,防止患者及家属因选择无效治疗方案而承担巨额费用;

• 帮助做出结核病患者居住环境中感染控制的指导性决策;

• 指导已确诊患有结核病的接触者的管理;

• 加强宣传工作,证明某一国家或地区存在耐多药/抗药性结核病。以证据为基础辩护可以帮助支持者和决策者呼吁普及对耐多药/抗药性结核病的治疗(见下文关于监测重要性的讨论,第96~97页)。

在没有治疗的情况下实施的诊断检测只能作为一项临时措施,应制定提供 MDR/RR‐TB 治疗的时间表。如上所述,在没有治疗的情况下,只有患者提供了明确的知情同意,才能对其进行诊断检测。

不能进行药物敏感性测试时,临床医生如何为患者做出符合伦理的治疗决定?

理想的情况是所有患者都接受药物敏感性测试,以便为其提供合适的治疗方案。除了使患者个人受益外,这种方法还通过减少耐药菌株进一步传播的风险,使广大社区受益。各国应为患者提供普遍可及的、免费的药物敏感试验检测服务;国际社会应向无法独自履行这一义务的资源有限的国家提供必要的支持。

对于仍在扩大快速药敏检测供给能力的国家,应在考虑到当地流行病学和患者个体因素的情况下,根据个人情况决定如何治疗患者。理想的情况是,这些决定应通过协商做出,有多名医生参加,如果有可能,还要有一位为患者辩护的人。应向患者提供健康教育和咨询,并应考虑到患者的反应和愿望。

7. 应对潜伏结核感染

潜伏结核感染是指对先前感染的持续免疫反应状态,但没有临床表现为活动性结核病的证据。WHO 估计,世界人口的 1/4 人群存在潜伏结核感染。潜伏结核感染者可能会发展为活动性结核病并具有传染性,但大多数人不会。针对潜伏结核感染的公共卫生政策,像针对结核病的政策一样,不仅是为了保护个人,也是为了保护公众健康。潜伏结核感染的诊断检测有一些局限性,包括识别那些可能发展成活动性结核病的预测价值很低。治疗潜伏结核感染者有可能产生不良反应,包括异烟肼相关的肝毒性。致死性异烟肼相关肝毒性虽然罕见,但确有发生。因此,应在个案基础上权衡筛查和治疗潜伏结核感染者的好处和潜在危害。目前较新的治疗潜伏结核感染者的方案药物毒性可能更少,更容易被接受。如 3 个月的利福喷汀和异烟肼方案,每周服用一次,共 12 剂;或 4 个月的每日一次,和每周两次的利福平方案。

在潜伏结核感染者的管理中,主要的伦理问题是什么?

潜伏结核感染者的诊断和治疗具有不确定性。目前的诊断检查对预测哪些人将发展为活动性结核病的价值很低。因此,尚不确定某一患者是否会从预防性治疗中受益。潜伏结核感染者目前不会构成传播结核病的风险,但他/她会发展成活动性结核病后,对未来会有潜在的风险。而为了未来的不确定风险,对潜伏结核感染者进行检测和治疗,可能会造成药物不良反应、污名化、心理负担和不便等伤害。因此,风险和收益的相称性必须成为一个主要的考虑因素。

在评估相称性时,应该在管理潜伏结核感染者的背景下考虑风险—效益的计算。某些损害免疫系统的基础疾病(如艾滋病、糖尿病、营养不良)增加了从潜伏结核感染发展为活动性结核病的风险。现有的诊断和后续检测不能准确预测结核病的进展,也无法确定对个人潜伏结核感染的治疗是否成功。对于高危人群(即艾滋病病毒感染者/艾滋病患者、囚犯或医疗卫生工作者),增加对伴随疾病(如艾滋病病毒)的检测,可降低风险—效益比的不确定性,并预测诊断和治疗更大的预期效益。在评估政策时,应仔细权衡预防性治疗的不利影响(如肝毒性)。系统性的检测和治疗应仅限于那些已证明有可能从潜伏结核感染发展成活动性结核病的群体。

应如何管理弱势群体中的潜伏结核感染?

公平对管理潜伏结核感染者有重要意义,特别是对那些患病率和发展为活动性结核病风险都较高的,已经被边缘化的群体(囚犯、无家可归者、非法吸毒者和艾滋病病毒携带者/艾滋病患者)。高危群体更有可能居住在感染控制差和拥挤的环境中,如果发展为结核病,还会有额外的医疗风险,以及潜在传播或暴发的公共卫生风险。确保这些群体获得筛查和治疗事关公平、人权和共济。这可能包括提供社会支持,以支付与筛查和治疗相关的社会和经济费用,并以尽量减轻患者负担的方式设计干预措施,例如只需要一次就诊和/或获得短期治疗方案。任何针对弱势群体的干预措施都必须特别注意尽量减少污名化的风险,例如,对筛查和治疗的性质保密,或就潜在的结核病感染及其低风险提供社区教育。

在边境和高危人群中实施强制性结核病筛查是否符合伦理?

他们入境对移民进行活动性结核病筛查时,可能自然也就对潜伏结核感染进行了筛查。对这两种情况进行筛查的目的都始终应是为了提供适当的医疗服务,而不应是为了排斥或阻止他们入境。由于潜伏结核感染并不代表即时风险,只是对本人和他人未来构成潜在的风险,出于潜伏结核感染的原因而排斥或推迟他人移民,与当前人群层面危害的实际风险特别不相称,因此更加不合理和不符合伦理。详情见第13条"移民"。

如果有的话,什么时候在医疗卫生工作者中强制进行潜伏结核感染的检测和治疗是合乎伦理的?

医疗卫生工作者感染和/或患结核病的风险较一般人高。与其他群体一样,重点应放在最大限度地扩大利益和保护直接从事筛查和治疗工作的人员的权利上,而不应放在次要利益上,比如限制今后可能传播给他人的潜在风险。

医疗卫生工作者也有职业义务最大限度地减少对患者造成伤害的风险。定期筛查结核感染和/或结核病应始终以传播风险的真正证据为基础,使医疗卫生工作者和其他可能受影响的人受益,绝不能给医疗卫生工作者带来不合理的风险或负担。任何强制性筛查都应考虑到对医疗卫生工作者的负担以及对其他人的潜在风险。制定政策时应考虑到传染的可能性(如果医疗卫生工作者在临床或门诊工作,他们或他们的患者暴露的机会就较高),以及患者患上活动性结核病(即免疫抑制患者)的可能性有多大。如果医疗卫生工作者因工作而面临更高的患结核病风险,甚至为了他们的患者而接受筛查和治疗,那么卫生系统就有互惠的义务尽可能减轻因感染、筛查和治疗而给他们造成的负担。

在诊断和治疗潜伏结核感染时,是否应寻求知情同意?

对于潜伏结核感染的诊断和治疗,通常需要感染者明确同意(见第5条),因为潜伏感染者不会对他人构成即时风险,而诊断和后续检测则可能存在不确定性。知情同意需要有效和充分地沟通,沟通内容包括潜伏结核感染检测可能存在的不确定性、治疗的安全性以及减少风险的前景(通常由于再感染而不确定)。除了个人受益和风险外,还应澄清社区面临的风险以及有关人员的职业义务。受影响社区对潜伏结核感染的性质和影响往往不了解或意识淡薄。因此,社区参与和健康教育在确定个人和社区能够就潜伏结核感染自主地做出正确选择中发挥着重要作用。在实施筛查项目时,应特别注意以适当的文化和语言形式传达风险和不确定性,并获得反馈。

8. 支持患者对治疗和其他卫生医疗建议的坚持

结核病诊断、治疗、护理、患者支持和预防应该是免费的,尽管绝大多数受感染者仍然需要支付许多费用。"遏制结核病战略"的目标之一就是消除患者及其家属极其昂贵的医疗费用。结核病规划必须努力使患者能够获得并坚持包括治疗在内的,保护公众和个人健康的,所有的推荐措施。

为什么有伦理义务为结核病患者提供社会支持?

社会支持包括:①信息和教育;②心理支持;③物质支持。向结核病患者提供社会支持的伦理义务至少基于前面描述的三项原则:①共济;②互惠;③自主性。关于如何应用某一原则的任何论据都足以证明有理由向结核患者提供社会支持。

应该保护结核病患者及其家人,不能让经济贫困和社会孤立成为他们获得诊断、治疗、保健和预防的障碍。共济要求社区和国家与其最边缘化的成员站在一起,这些成员中,许多人(如果不是绝大多数)都患有结核病。"遏制结核病战略"支持对减贫战略和扩大社会保护采取"全面健康政策"的办法。共济需要通过改善最边缘化群体的生活和工作条件,提高那些增加患结核病风险的疾病的治疗可及性,如糖尿病和艾滋病病毒感染等,来解决结核病的社会决定因素。

互惠在一定程度上意味着以德报德,支持那些为他人牺牲自己利益的人。结核患者在寻求诊断、坚持治疗、向他人披露其患病状况,甚至进行呼吸隔离(结核病患者在公共场合戴口罩)时可能会遇到困难,但公共卫生却从中受益。因此,作为互惠,社会有义务向患者提供社会支持,并补偿因结核病治疗和护理而失去的收入或失业的患者。

社会支持还可以帮助结核患者保持自主性,过上更加自主的生活。防止家庭沦为赤贫或家庭成员抛弃结核病患者,使结核病患者能够在其社会环境中继续生活。这也可能有助于他们在其他与健康有关的选择方面保持更大的自主性。

最后,社会支持有助于患者坚持结核病治疗,以保护患者和社区的健康。按处方服用结核病药物是结核病治疗最重要的方面,既可以保护患者自身健康,也可以防止疾病的进一步传播和耐药菌株的产生。

医疗卫生工作中是否有伦理义务支持患者坚持治疗和所有其他建议?

有。结核患者有伦理义务坚持和完成治疗,并遵守建议的预防和控制感染措施,社会和医疗卫生系统以及医疗卫生工作者有义务提高患者遵守建议的能力。社区和民间团体也可以发挥主要作用,支持患者和卫生系统履行各自的职责。

在何种背景下,DOT 可以成为在伦理上合理的确保患者坚持治疗的策略?

像结核病治疗这样需要长期坚持的治疗是非常复杂的,不能准确预测大多数患者能否坚持。不坚持结核病治疗会对患者和公众健康产生严重后果,如耐药菌株的产生、进一步传播和患者死亡。DOT 是通过直接监督服药来确保患者坚持治疗的有效方法。然而,在许多情况下,它也是烦琐和受限制的,可能给患者带来额外负担。因此,只有作为以患者为中心的治疗方法的一部分,它才有伦理上的合理性。DOT 应包括以下组成部分:

• 对患者进行结核病教育,包括依从性差对自己、家人和社区构成的风险,并证明这种以患者为中心进行依从性监督 DOT 的好处。

• 医疗卫生工作者与患者一起确定完成治疗的主要障碍。

• 由医疗卫生工作者和患者制定和执行一项协商一致的计划,以解决所有已确定的影响坚持治疗的障碍,坚持治疗,并提供一切可能性,使以患者为中心的 DOT 成为一个可行的选择。这些选项可能包括基于社区的 DOT 和数字工具,如视频督导下治疗(VOT)。患者必须有权选择通过 DOT 对其依从性进行监督的地点和责任人。此外,DOT 监督者有责任识别和报告治疗期间可能出现的所有障碍。要保证患者和卫生保健人员之间的互动,无论是面对面的还是虚拟的(通过电话或互联网)互动都应受到保护,临床细节不会无意中被披露。

数据加密等技术可以将此类风险降至最低(另见第 20 条)。

• 社会支持是以患者为中心的核心,它通过 DOT 使坚持治疗和监督成为可能。社会支持包括信息和教育,以及实物或服务形式的心理支持和物质支持(如食物篮、交通、现金补贴等)。其目的是尽量减少患者的医疗负担,包括配合依从性监督的间接费用(如因影响工作而损失的金钱和时间),同时加强患者在处理治疗问题和其他社会挑战方面的自主性,例如污名化和歧视。

• 教育患者不坚持治疗的后果。

负责监督其依从性的人员在与患者的每一次会面中,不仅应监督其治疗,还应对其进行信息传达、教育、激励,以及帮助查明新出现的阻碍治疗依从性方面的因素。

对于无法坚持结核病治疗或其他医疗建议的患者,在管理上应考虑哪些伦理因素?

由于坚持治疗和控制感染对个人和公众都很重要,所以医疗卫生工作者有伦理义务对有依从性问题的患者进行"随访"。随访是以患者为中心的治疗过程的重要组成部分,因为它既表明了医疗卫生工作者促进患者个人最大利益的承诺,也表明了保护社区其他人免除结核病传染风险的必要性。

试图联系失访的患者,有时会有侵犯个人隐私和自主权的风险。在开始治疗时,应告知患者,如果他们未按期赴约,就可能有人与他们联系,并按照之前商定的办法督促他们坚持治疗。在可行的情况下,应让患者选择沟通方式,即通过电话、短信或中介而不是家访(假定方案中确定这些方法是可行的。且可能是有效的)。

因此,以患者为中心的方法要求任何接触患者的尝试都必须最大限度地减少这种侵犯。例如,如果医疗卫生工作者去家中或社区访视患者,他们不应乘坐可被认出属于结核病项目的车辆,也不应提供容易与结核病项目相关的联系方式。

对于不坚持治疗或感染控制建议的患者,方案会有什么伦理应对?

在以患者为中心的 DOT 监督治疗可能是确保患者坚持治疗的有效方法,但这只是一种选择,不应强加在患者身上。同样,不经过正当程序,即使是适当的结核病感染控制措施,也不应强制患者坚持,特别是在所有治疗方案都已用尽的患者。那些经常遇到患者依从性问题的项目应审查其以患者为中心的整体治疗策略。虽然在个案中,不坚持治疗可能是患者的个人原因,但在更大的范围内,这表明卫生系统未能充分实施以患者为中心的治疗措施。例如,遇到不良事件难以获得关心可能是停止治疗的一个原因。因此,应对所有潜在障碍进行认真评估。应向病人提供所有可行的以病人为中心的 DOT 方法,包括家庭 DOT 或 VOT,以及所需的社会支持。有些患者没有有效的治疗可供选择,只好对其采取适当的、对保护公共健康至关重要的结核病感染控制措施,对这些患者也应该进行类似的评估,然后给予相应的支持。

在极少数情况下,如果所有以患者为中心的 DOT 的努力都已经失败,患者仍然具有传染性,一旦确认处方疗法有效(已经排除了耐药性),又有理由怀疑患者不依从(患者不来取药;体重没有增加;症状没有改善;所有这些都发生在除了活动性结核病之外没有其他医学原因可以解释这些症状的情况下),就可以考虑非自愿隔离。对于没有有效治疗可供选择并且尽管提供了所有支持,但仍然拒绝采取建议的感染控制措施的结核患者,也可能需要考虑非自愿隔离。第 15 条讨论了与非自愿隔离有关的伦理问题。

当某个患者似乎不可能坚持规定的治疗方案时,拒绝提供治疗在伦理上是可以接受的吗?

不。没有证据表明任何人都能准确预测一个人是否会坚持治疗。任何这样做的企图都可能是基于不适当的成见,本质上是违背伦理的。然而,如果是一些具体原因似乎阻碍了坚持治疗,则应在最初关于结核病治疗的患者咨询中恰当处理这些问题。

在缺乏社会支持的情况下,能否提供结核病治疗和护理?

能的。在没有全面社会支持的情况下,如果患者不需要社会支持,且能够调动所需资源,就可以提供结核病治疗。提供有效的结核病治疗最终仍然有益于患者,如果患者坚持治疗,也保护了更广泛的社区。当然,如果不能向有需要的人提供社会支持,就意味着政府和社会未履行其重要责任。换言之,在缺乏社会支持的情况下提供必要的结核病治疗,意味着对结核病患者造成伤害,但这种伤害比不提供治疗要小,因为不治疗会使患者处于危险境地,广大社区也面临结核病传播的风险。

怎样让"促成因素"成为一种对治疗和其他医疗建议依从性的合乎伦理的策略?

促成因素是一种机制或资源,常常能够促进且确保患者接受以患者为中心的 DOT 治疗。常见的促成因素是为患者前往 DOT 服药点提供交通券或食品篮,使他们能够在接受治疗时获得食物和收入损失的补偿。对大多数患者来说,促成因素是结核病治疗的关键部分,因为它们有助于减轻长期治疗的社会和经济影响。此外,促成因素还能帮助患者在其治疗中发挥积极作用,从而促进自主的伦理价值[32]。

各国必须确保国内促成因素的可持续性。各种扶持机制或资源往往是应国家结核病规划的要求,由国际援助组织提供资金的。因此,地方政府和国家结核病规划有责任明确要求国际援助组织提供尽可能多的必要资源,以确保促成因素达到稳定和可持续水平。此外,国际社会和援助组织有责任与地方政府和国家结核病项目合作,不仅要确保结核病药物的供应,还要保证为该规划的所有必要部分提供资金。

在什么条件下,向患者提供奖励,以换取对结核病治疗和其他医疗建议的依从性,在伦理上是可以接受的?

奖励是免费提供的商品或服务,不过一般认为这些商品或服务(如体育赛事的免费门票;健身房的免费注册;一包糖果)对患者遵守健康建议并不重要。这些做法本身可能并没有什么不妥,只要它们是作为精心设计、尊重患者、以患者为中心的结核病治疗方法的一部分实施的。患者在结核病诊断、治疗、保健和预防的过程中需要承受巨大的负担,这不仅是为了自己的利益,也是为了社会的利益。根据互惠的伦理原则,当个人为了社会的利益承受负担时,社会应该提供一些东西作为回报。然而,仅仅依靠物质奖励作为促进患者坚持治疗的手段也存在风险。在一些社区,这种做法可能被视为不适当,甚至是侮辱,比如试图"收买"患者的合作。更重要的是,注重奖励可能导致项目忽视更广泛、最终更有价值的努力,以解决不能坚持治疗的根本原因,包括贫穷和其他社会决定因素。使用奖励措施促进完成治疗和遵守感染控制措施的决定应基于对奖励的预期效果、对现有资源的竞争性优先事项和对当地规范的敏感性判断。如果提供奖励,就必须确保对奖励措施进行认真管理和严格评价。例如,应建立机制,确保不向实际上不需要结核病治疗的个人提供这些奖励。此外,不应以歧视或不公平的方式分配这些奖励。

9. 当推荐的结核病治疗方案不可行时,患者的治疗和保健

如果目前推荐的较短疗程对 MDR/RR - TB 患者无效,那么这些患者应接受包括至少四种有效药物加上吡嗪酰胺的治疗方案[42]。而其中耐药严重的、对

药物耐受性差或无法获得处方药物的患者通常被认为不适合治疗,因为无法为他们设计出一种满足 WHO 推荐的 MDR/RR‑TB 治疗标准(即至少使用四种有效药物加上吡嗪酰胺)的方案。

当无法设计有效的 MDR/RR‑TB 治疗方案时,医疗卫生工作者面临哪些伦理困境?

对于无法按照目前建议为其设计治疗方案的患者,医疗卫生工作者面临的困境是要么根本不提供任何治疗,要么提供由不到 5 种药物组成的不规范的治疗方案,这样的疗效较低,但不一定在所有情况下都无效。

只有在最佳药物方案下治疗 MDR/RR‑TB 患者的做法才能保证抗结核药物的功效,从而保护广大公众,因为抗结核药物的功效对患者未来的治疗和治愈至关重要。

用次优方案治疗患者,例如使用正在研发的新药或重新调整药物,可能会缓解症状,使痰涂片/培养转阴,甚至治愈一些患者。然而,这种做法已被证明会产生更多的耐药,进一步限制了有效抗结核药物的可及性和结核病规划的影响[43-44]。

因此,无法治疗的结核病给国家结核病规划和治疗医生带来了严重的伦理困境,因为很难决定是提供次优疗法,可能治愈某些患者;还是根本不提供治疗,什么人都不治愈。最终,需要在患者直接利益(减轻痛苦并有可能挽救其生命)和公共卫生利益(保护现有抗结核病药物的效力)之间做出选择。

在什么条件下,在无法治疗的 MDR/RR‑TB 中使用次优治疗疗法在伦理上是合理的?

医疗卫生工作者有伦理义务确保个人获得可能挽救生命的治疗,也有伦理义务保护结核病药物的有效性这样的公共利益。为了患者的个人利益,在无法治疗的结核病患者中使用次优疗法在伦理上可能是可以辩护的,但前提是必须满足某些基本条件。这些条件包括:

• 是否有合格的结核病专家确认没有根据 WHO 标准制定的适合患者需求的最佳治疗方案,并能够根据国际标准管理患者的治疗和护理。

• 向患者提供适当的教育和咨询,让患者了解次优疗法的预期、结核病传播机制及患者在治疗过程中的权利和责任,包括治疗期间和治疗失败后患者可能被要求呼吸隔离。

• 患者书面知情同意遵守医嘱,包括感染控制措施,并在治疗期间和治疗失败后接受可能的呼吸隔离。

• 卫生系统有足够的资源确保能提供适当治疗所需的医疗物资和服务,包括不间断地提供有质量保证的药品、以患者为中心的 DOT 治疗、社会支持、姑息/临终关怀服务;并保护公众健康,将控制传染的卫生设施布置到位,保证在治疗过程中和治疗失败后的呼吸隔离。

• 考虑到这种治疗往往用的是正在研发的新药或重新调整的药物,因此强烈建议在以研究机构为基础的背景下进行,经过相应的国家研究伦理委员会和/或公共卫生部门批准。

本指南不应被视为鼓励系统地使用不规范的治疗方案,即使在治疗选择有限或已经用尽的患者中也是如此。应尽一切努力确保采用次优疗法只是万不得已的选择。为预期的病例规划和提供充分的治疗所需的资源应成为负责结核病治疗和预防的部门的核心职能。

10. 姑息治疗和临终关怀

零痛苦是"遏制结核病战略"的目标之一。姑息治疗被定义为一种能提高病危患者生活质量的方法,通过早发现、完美评估、治疗疼痛,以及解决生理、社会心理和精神上的其他问题,来预防和减轻痛苦[45]。结核病是一种危及生命的疾病,尽管绝大多数患者可以治愈,但仍有相当一部分人因无法获得治疗或因治疗和护理不足而遭受痛苦甚至死亡。因此,结核病姑息治疗的主要对象,仅限于 MDR/RR-TB 患者,特别是那些使用现有治疗方法治愈率很低的 XDR-TB 患者。

姑息治疗是人类健康权的一个核心组成部分。联合国经济、社会和文化权利委员会宣布,缔约国有义务尊重健康权,"不剥夺或限制所有人的平等机会……以获得姑息治疗的健康服务"[46]。根据《卫生组织基本药物行动纲领》的定义,缔约国在健康权下,还负有"提供基本药物"的核心义务。《WHO 基本药物标准清单》第 19 版第 1 和第 2 节列举了超过 25 种姑息治疗药物[47]。

除了提供结核病治疗外,还有哪些伦理义务来解决痛苦?

结核病患者因疾病、治疗、诊疗费以及随之而来的污名化和歧视而痛苦。通过适当治疗、处理药物不良反应、缓解心理压力、预防和减轻污名化和歧视,以及获得社会保护机制来减少间接成本,解决一切与结核病有关的痛苦,是一项伦理义务。

哪些结核病患者应优先接受姑息治疗？

确保所有结核病患者及时获得挽救生命的治疗是减轻其痛苦的首要任务。在患病期间,减轻痛苦是所有结核病患者护理不可缺少的一个组成部分。国家结核病规划和所有医疗卫生工作者应注意,由于疗程普遍很长且有效治疗的选择有限,XDR-TB患者的痛苦更加严重,因此在制定出有效方案之前,他们是需要优先接受姑息治疗的群体。

为什么有伦理义务向有需要的 MDR/RR-TB 患者提供姑息治疗？

在大多数或所有可用的治疗方法都已尝试但均未成功的情况下,不放弃患者是基本的伦理义务。不放弃意味着提供姑息治疗和临终关怀。治疗失败并不能免除结核病规划的责任,即按照以患者为中心的"遏制结核病战略",优化患者舒适度和幸福感。除了处理身体症状,如呼吸困难、疲劳、疼痛外,还应解决影响生命最后阶段生活质量的社会、精神和情感难题。姑息治疗的目的不是取代治疗,而是在痛苦和预后不良时提供必要的额外治疗。它不应成为替代患者护理的独门秘籍,而应该是所有参与结核病患者护理的卫生专业人员,在全科医生层面上需要具备的特殊能力。对于症状严重、需求复杂的患者,如有可能,应提供专科姑息治疗。这类患者的护理地点应以个性化风险评估和相关服务的可及性为基础。

提供姑息治疗的合适时机是什么时候？

必须根据患者的需要而不是预后来提供减轻 MDR/RR-TB 患者痛苦的措施和治疗[48]。如果治疗过程中的预后变得不祥,应尽可能对病人及其家属进行教育并提供咨询,使他们了解姑息治疗的选择,需要就姑息治疗能够和不能够达到的目标进行明确的沟通。

在提供结核病临终关怀时,公共卫生的责任是什么？

将结核病护理的目标与患者临终护理结合起来,使医疗卫生工作者的权利和责任与患者及其家属的需要相匹配,特别是在结核病患者仍然具有传染性的情况下,这可能具有挑战性。呼吸隔离措施与作为临终关怀基本目标的社会包容相冲突。然而,为了保护家人、工作人员和公众,在尽最大可能缓解患者痛苦的同时,应继续采取感染控制措施。丧亲之后的随访是必要的,可能有助于将持续复杂的丧亲之痛的风险降到最低,例如由于非自愿隔离造成的悲伤[49]。

什么时候停止结核病药物治疗是合乎伦理的？

必须停止使用没有治愈可能的结核病药物，药物治疗应限于缓解症状。此外，当药物的副作用超过可能的好处（疾病或感染控制）时，应考虑停止用药。还应考虑到不能满足患者需要的治疗给卫生系统带来的成本。

姑息治疗资源应如何与为结核患者提供结核病药物和其他资源的需要相平衡？

姑息治疗应与现有服务相结合，在医疗地点（即家庭、医院、门诊服务）提供，它既不是治疗的替代方法，也不是与治疗对立的方法。在有专门服务的情况下，应发展合作模式。这种合作可以通过改善患者对治疗的依从性来促进感染控制[48]。同样，患者的家人和朋友，在可能的情况下，能够而且应该在减轻患者痛苦方面发挥重要作用。授权他们为患者提供非医疗姑息治疗，可以在减轻卫生系统压力的同时，非常有效地缓解患者的生理和心理痛苦。此外，来自其他疾病的证据表明，及时整合姑息治疗可能有节省成本的效果[50-51]。有必要开展教育工作，使卫生工作者具备进行姑息治疗和临终关怀的资格。将姑息性治疗和治愈性治疗对立起来是一种误导。

要求临终患者参与研究是否符合伦理？

是的。研究对于促进结核病患者的姑息治疗和临终关怀至关重要。从其他疾病的许多研究中可以看出，正在进行姑息治疗的患者可以选择参与研究，尽管招募和自然减员可能具有挑战性，特别是在有关临终关怀的研究中。

MDR/RR－TB 患者及其家人所承担的生理、心理、社会和文化负担尚不清楚。更好的知识将有助于使服务适用于需要。目前还不清楚从癌症或其他呼吸系统疾病的姑息治疗中吸取的经验教训是否符合 MDR/RR－TB 的要求。提高这一人群生活质量和临终生命质量的干预措施有可能还不为人所知，需要进行更多的研究。必须制定适用于 XDR－TB 患者的一体化特殊姑息治疗的循证标准。

11. 儿童

全世界约有 100 万儿童患有结核病，每年有超过 13.6 万儿童死于结核病[52]。近几十年来，对儿童结核病的不重视导致了目前结核病诊断、治疗和保健方面的局限性。"遏制结核病战略"给予结核病儿童和任何其他群体同样的重视。必须向医疗卫生工作者提供最好的结核病治疗方法和培训，以便认识到儿童的结核病负担并提供相应的保健。联合国《儿童权利公约》(第 53 条)规定,在所有涉及儿童的行动中,"应首先考虑儿童的最大利益"。联合国儿童权利委员会解释说,这意味着儿童的最大利益必须是"提供、拒绝或终止治疗等所有决策的基础",并应"帮助解决父母和卫生工作者之间的利益冲突"[54]。对于患有结核病的儿童,应坚持这些原则。

在诊断和报告儿童结核病方面存在哪些伦理义务?

有义务照顾结核病儿童,即使他们不是主要的传播源,预计也不会对公共卫生产生重大影响。缺乏理想的诊断方法并不是停止治疗和护理的合理理由。此外,还应支持结核病儿童的家庭,以帮助他们照顾子女。

受感染的儿童需要在其国家结核病规划中登记,以便进行统计,这对于制定政策、规划和实施"遏制结核病战略"活动至关重要。尽管人们的认识在提高,但在很多的情况下,儿童结核病漏报仍然是一个普遍问题。

哪些服务应被视为照顾结核病儿童的伦理义务的一部分?

除了筛查、诊断和治疗外,儿童及其父母还需要咨询和其他形式的社会支持,如健康教育、心理和物质支持。在进行最佳医疗标准能力建设的同时,应与卫生系统的其他行动相协调,特别地解决青少年的心理和社会需要。从儿童医疗模式向成人医疗模式过渡的青少年需要特别的护理。此外,有特殊需要的儿童群体,比如孤儿、流浪儿童、流动人口儿童以及以儿童为户主的家庭,特别容易受到伤害,在做出有关他们的护理决定时需要考虑到他们的脆弱性。

在缺乏医学依据的情况下,让儿童住院接受结核病治疗是否合乎伦理?

不,这不符合伦理。结核病儿童的住院治疗应仅限于只能在医院或临终关怀机构内提供治疗和护理的病例。将传染性和非传染性儿童收容、住院、禁闭或隔离,对他们所造成的重大伤害并不能弥补潜在的收益。对他们的禁闭将影响到他们的教育,以及家庭和个人的关系。即使儿童返回社区和学校,他们也可能受到污名化。因此,为了不伤害儿童,在没有合理的医疗或公共卫生理由的情况下,不应将儿童收容。应尽一切努力防止因住院和治疗造成的意外的负面影响,比如支持他们继续不间断地完成学业。

在结核病诊断、治疗和护理方面进行创新研究时忽视儿童是否符合伦理?

不,这不符合伦理。从目前的情况看,往往是在边做边学的基础上采取调整和吸收的策略。目前缺乏适当的诊断和对儿童友好的药物主要是因为没有将儿童纳入结核病研究。这主要有两个原因：① 医药公司不敢对儿童进行试验，因为他们认为这样做有额外风险但回报有限[55]。② 伦理和法律问题通常被视为将儿童纳入试验的障碍。例如，儿童通常被认为不能够给予知情同意[56]。

监管机构、研究人员和利益相关方需要密切合作，设计准则和监督机制，既能保护儿童，又能促进更好的诊断、治疗和疫苗的开发。朝着这一方向迈出的一步就是将对儿童的研究理解为卫生保健系统中自然和必要的一部分。如果年龄允许，还应将儿童视为在决定其生活方面发挥主动作用的个人，而不是被动的主体[57]。对制药公司和制造商应考虑采取奖励措施，如补贴、免除注册费、费用分摊机制和简化监管审批[58]。

确保专门为儿童和青少年规划和开展研究，关注结核病诊断、治疗和护理中所有与年龄有关的方面，这是一个公平问题。国家方案一旦出台，就应促进采用新的和现有的指南、学术观点和结核病诊断、治疗相关的产品，以便提供最有效的预防和应对。这包括向医疗卫生工作者提供培训，提高他们的认识，使他们关注新的研究进展，并遵守关于儿童的最新指南。

12. 囚犯

在大多数监狱中*，囚犯面临着感染结核病的高风险，如居住空间拥挤、通风不良、缺乏预防、医护和治疗措施、压力大，以及营养不良，另一个危险因素是被剥夺了减少伤害的服务[59]。此外，囚犯存在不成比例地弱势背景，包括药物滥用、无家可归、贫穷或精神疾病史。他们甚至在入狱前就有着更高的感染结核病的风险，而且合并感染艾滋病、肝炎和罹患糖尿病等的风险也更高。因此，囚犯是"遏制结核病战略"所覆盖的一个关键人群。

在囚犯的结核病预防、筛查、诊断和护理方面，应遵循哪些伦理原则？

伦理上不允许将不提供充分的医疗保健作为惩罚囚犯的一部分。健康权平等地适用于监狱内外的人。因此，囚犯应享有与其所在社区相同水平的预防、筛查、诊断和护理。医疗卫生工作者和政府应按照适用于一般人群的同样伦理原则对待他们，以满足囚犯尊重、尊严和公平要求的方式提供保健服务。应尊重和保护患者的自主、同意、隐私和保密等权利，并向这些人保证，坚持结核病治疗绝不会对其判决产生负面影响。应在患者和医疗卫生工作者之间建

---

* 这里的"监狱"是指任何为强制拘留而设计的政府机构，包括审前拘留设施。

立信任,并应保持现有预防和保健的透明度。此外,认真对待公平问题将意味着要考虑到大多数囚犯往往有着贫穷的社会经济背景,以及所有囚犯在监狱里都要面临卫生保健和其他方面权力的不平衡。在治疗结核病囚犯时,医疗卫生工作者必须特别注意这些因素。

在监狱中如何用符合伦理的方式处理拒绝结核病筛查、治疗或隔离的问题?

任何形式的强制筛查、诊断或治疗不仅在伦理上是错误的,而且在有效性方面也适得其反,因为这损害了患者和社区对卫生系统的信任,降低了民众寻求诊断、保健,或坚持治疗和感染控制措施的可能性。未经同意的隔离只能是最后的手段,而且只有在患者感染他人的风险特别高的情况下才能进行。隔离应在医院或卫生保健机构进行,在考虑非自愿隔离之前,应尽一切努力,通过提供信息和咨询,获得患者的自愿同意(更多信息见第 15 条"隔离和非自愿隔离")。对疑似患有结核病的囚犯进行非自愿隔离时,应按照一般社区(监狱外)的规定,保护他们的隐私。

政府是否有义务确保囚犯获释后继续获得治疗?

是的,这是提供结核病服务的义务。应事先做出安排,并建立机制,确保被释放的囚犯继续接受治疗。这包括但不限于确定继续治疗的机构、向该机构提供患者医疗记录,以及建立随访机制,以确保获释囚犯能正常地获得和继续他们的治疗。

13. 移民

一些移民群体*感染结核病的风险增加,而且未得到诊断,他们的结核病状况有可能影响他们的行动和生存状况。这些增加的风险与社会正义和公平存在伦理关系。移民的迁徙和法律地位可能中断他们正在进行的治疗,或增加获得诊断和治疗的障碍。这会使遏制结核病流行的努力更加复杂,因为某些迁徙可能带来许多挑战,例如缺乏公民权利和权益;面临语言和文化挑战;受剥削的风险增加;无法获得足够的食物、水、住房、物资和教育;以及不得不呆在拥挤不堪的营地/收容所。

---

* 注:国际移民组织将"移民"定义为任何一个正在跨越或已经跨越了国际边界的人,或任何在一国之内离开其常居地,甚至其孩子的人,无论:①此人的法律地位;②迁徙是自愿或非自愿;③迁徙出于什么原因;或④停留的时间长短。

指导移民结核病诊断、治疗和保健的政策和服务的价值观应该是什么？

首先，由于某些移民群体和流动人群经常被边缘化，可能导致他们缺乏政治权力，并受到污蔑。对于这些群体，无论其公民身份或法律地位如何，应实践共济的伦理原则，支持他们接受必要的结核病治疗和其他形式的医疗保健。其次，向最需要帮助的人提供保健符合公平和正义的原则。最后，移民中的结核患者接受治疗是确保他们能够继续自己的行程，并按照他们的生活选择行事的一种方式，也是他们要求自主原则，维护他们作为人的尊严的权利。与所有其他结核病患者一样，他们的隐私权和保密需求在任何时候都应得到保护，特别是因为他们可能面临更大的被羞辱的风险。

在被迫移民的情况下，将结核病筛查作为允许或拒绝移民的手段，在伦理上是否合理？

不。在被迫移民的情况下，是否让某个移民入境的决定应独立于他的健康状况。应当有明确的法律原则，确保一方面执行移民法，另一方面保护包括健康权在内的人权，两方面应相互独立[60-63]。否则，移民可能不会透露其所有的基本信息，或被迫选择其他非正规迁徙路线，导致移民和公众的健康都受到威胁。因此，共济的伦理价值应占主导地位，使移民的决定不受结核病状况（或任何其他健康指标）的影响，保证移民能够获得接受国提供的国民保健系统的服务[64]。至关重要的是要确保移民在抵达新的侨居国后继续得到保健和支持以完成治疗，从而最终控制疾病的传播。结核病筛查可能会给医疗卫生工作者造成伦理困境，因为他们不仅要关心具体患者的保健，还必须遵守法律和政府的移民政策。由于这些原因，不能将结核病筛查作为决定一个人是否可以移民的手段。

如果新的侨居国还未全面执行结核病治疗方案，驱逐或遣返是否符合伦理？

与其他疾病或境况一样，只有在新的国家[65]没有或无法获得正常的治疗，并且原籍国也允许的情况下，移民才能被遣返。如果要执行移民遣返方案，新国家的保健机构应从遣返过程的一开始就参与进来，以确保结核病治疗得到适当的延续[65]。

与驱逐出境不同的是，在移民最终一贫如洗，既没有来自新侨居国的任何社会保护，又没有办法自己回去时，协助自愿返回和遣返（如果没有被利用的话），可以成为一种人道的选择。即使移民的选择很少，协助自愿返回和遣返也必须坚决以移民个人意愿为基础,并经过知情同意程序以尊重其自主权。这种协助还可以针对高风险移民的需要,例如人口贩运的被害人、举目无亲的未成年人和有健康需求的移民。在返回之前,首先要认定可能的返回者适合迁徙,并有能力就其返回做出知情决定。如果返回者被确定有重大疾病,如结核病等会引起公共卫生关注的传染病,可安排医疗护送或其他特别的措施,以协助他们返回。还应确定能够在原籍国长期获得足够的医学服务和治疗,以确保满足卫生需求。通常最好是通过转诊到现有的卫生和社会服务机构来实现。

向移民提供低于侨居国公民水平的结核病保健服务在伦理上是否合理?

不合理。根据公平和正义的原则,同样需要向移民提供适当的卫生保健[63,66-70]。移民应与侨居国公民一样,平等获得优质结核病预防、诊断、保健和治疗。实际上,这可能意味着卫生系统必须针对移民的结核病保健提供更多的支持。例如,对工作人员和利益相关方进行文化能力培训,并确保语言资源足以克服一些移民群体在保健方面面临的文化和语言障碍。

在缺乏财政保障或费用不足时,拒绝对移民进行结核病治疗在伦理上是否合理?

不合理。这样做将违背社会正义、公平、共同的善和共济的理念。此外,这违背了公众对感染控制的最佳利益,与"遏制结核病战略"的目标相抵触。阻止财政支付治疗费用的做法不符合全民医保的目标,因为任何人都不应为支付所需的卫生服务费用而承受经济困难或贫困[72],这与"遏制结核病战略"的"没有家庭应为结核病而花费巨额医疗费"的目标背道而驰。

拒绝疑似或已知有潜在结核病感染的移民入境或工作是否符合伦理?

不符合。根据 WHO 关于管理潜在结核病感染的指南,来自结核病高负担国家的移民被确认为高危人群,应考虑对他们进行系统性筛查。然而,潜在结核病感染的威胁并不是眼前的风险,而是未来的潜在风险,拒绝移民入境和工作给他们及其家属带来了眼前的真正困难。一个人的健康状况,潜在的结核病感染检测阳性或正在接受潜在的结核病感染治疗,不应影响其移民、入境或工作许可的过程、程序和状态。对面临风险的移民人群进行检测和自愿治疗可以是一项具有良好成本效益的公共卫生措施,但在移民期间进行检测的结果绝不应被用作拒绝入境、居留或工作许可的理由。相反,阳性的检测结果可用于向移民提供咨询和自愿预防性治疗[73]。对移民进行筛查和检测的唯一理由可以只是为了提供足够的医疗服务,而绝不是歧视。

在中转或迁徙途中的移民到达最终目的地之前，不为他们进行结核病诊断、开始治疗或继续治疗是否符合伦理？

不符合。这是因为延迟诊断或治疗使患者个人和公众都面临健康风险。这也违背了有益和不伤害的伦理原则。延迟诊断或治疗使患者个人在更长时间里没有所需的药物，并有可能在迁徙途中或到达目的地后传染他人，因为在目的地他们极有可能居住在拥挤的住所。此外，由于不能保证接收国会给他们诊断或治疗结核病，所以这种延迟是没有理由的。

II　明确的政策和支持系统

14. 感染的预防和控制

本指南的其他部分更详细地讨论了感染控制方面的伦理问题，如隔离传染病患者和提供适当的临床措施（见第 5、8、10、15 和 19 条）。特别值得注意的其他问题包括：对疑似或确诊的结核病患者进行隔离，对接受临终关怀的患者实施感染预防和控制措施，维护结核病患者的隐私信息，包括其健康状况。

使用个人防护措施（如外科口罩和防护口罩）时应考虑哪些伦理因素？

患者和亲属应获得有关使用外科口罩和防护口罩的理由、权利和责任的完整准确的信息。这些资料也应提供给社区。设计与结核病有关的宣传标语和健康教育海报应谨慎，以防止造成羞辱。虽然预防和减轻污名化在结核病患者保健中的大多数方面都是一个挑战，但在感染的预防和控制方面可能会出现特殊考虑。良好的感染控制需要确保将那些被推定为患有活动性结核病的人与那些没有活动性结核病的人及早分离；然而，这样做可能会透露怀疑病人患有肺结核的情况。因此，应采取一切措施维护患者的隐私，这对防止污名化至关重要。

患者的保密权是否应优先于医疗卫生工作者履行披露患者结核病状况的职责？

在常规感染控制过程中保密是一项具有挑战性的任务，当结核病患者要求不告诉其社交网络的特定成员时，保密变得尤其困难，然而恰恰是这些社交成员需要接受结核病检测。非自愿的披露应始终由卫生保健团队的成员礼貌地、谨慎地进行，而且应仅限于公开对保护公众免受伤害至关重要的信息。有关披露的更详细讨论,请参见第 5 条。

15. 隔离和非自愿隔离

结核病管理中的呼吸隔离可以采取在医院或家庭中进行物理隔离的形式,也可以采取让患者戴口罩的形式,而且几乎都是自愿的。除非如下所述的狭义情况,否则非自愿隔离是违背伦理的,侵犯了个人的行动自由、结社自由和免遭任意拘留的权利。立即接受有效的治疗方案是在短时间内减少传播的最有效方法,如果这种方案可行,而且患者能坚持,则不建议采取除使用口罩以外的呼吸隔离措施。一般来说,活动性结核病患者希望保护亲人和更广泛的社区免受感染。在某些情况下,患者最初可能不愿意接受隔离以保护公众健康。这种情况通常可以通过倾听和了解患者的需求,并向患者提供社会支持来解决。在非常罕见的情况下,所有说服患者接受自愿隔离的努力都会失败。在这种情况下,如果满足下文所述的某些条件,才能认为非自愿隔离在伦理上是可以接受的。然而,非自愿隔离必须始终是最后的手段,只有在所有其他方法都失败后才会考虑。重要的是要知道,许多国家结核病高发病率的原因并不是个人拒绝服用结核病药物,而是存在着更深层次的系统性问题,例如贫穷、缺乏获得初级保健的机会等。

为什么隔离是结核病管理中伦理上可以接受的一部分?

当活动性结核病患者在被认为具有传染性时,要求他们自愿隔离以保护他人不被感染是符合伦理的。隔离是在保护他人免受伤害的基础上进行的,这一理念通常被称为"免于伤害原则",是公共卫生的一个支柱,也是许多空气传播的传染病暴发时,对人们行动自由和结社自由采取限制性措施的依据。此外,通过隔离等限制性措施保护他人不受伤害的概念也见于人权法,包括《公民权利和政治权利国际公约》,以及专家指导文件,如《公民权利和政治权利国际公约》中关于限制和克减条款的《锡拉库扎原则》[74]。

必须指出,在任何时候都应采取限制最少的隔离措施。例如,如果基本的呼吸隔离已经足够(结核病患者戴口罩),那么患者就不需要物理隔离。这样做可确保结核病患者的利益和福祉受到的影响最小,而且仅限于绝对必要的程度。

何时隔离结核病患者是违背伦理的?

如果结核病患者没有传染性,或者隔离对社区没有明显的公共卫生好处,隔离结核病患者就是违背伦理的。鉴于隔离的严重性及其对个人权利、利益和福祉的负面影响,包括可能造成的羞辱,如果存在其他保护公众不受感染的方式,例如接受有效治疗或使用口罩,就没有理由对患者进行隔离。如果没有向被隔离患者提供治疗(在有治疗条件的情况下)、有效的感染控制措施和人道的生活条件(如适当的住所、卫生设施、食物、水和与外界交流的渠道),自愿和非自愿的隔离都是违背伦理的。

在结核病的背景下进行非自愿隔离在伦理上是可以接受的吗?

结核病治疗应在自愿的基础上进行,并得到患者的知情同意与合作。如上文所述,让患者参与治疗决策显示了尊重、促进自主性和提高依从性的可能性。患者不能坚持治疗往往是未能让他们充分参与治疗过程的直接后果。

虽然有关于结核病患者不愿意接受治疗的大量报道,但重要的是要记住,这些情况其实非常罕见。只要对患者进行过有关治疗风险和益处的适当教育,很少有人拒绝治疗,只要以患者为中心,依从性就不一定是个问题。

非自愿隔离绝不应成为结核病规划的常规组成部分。然而,在罕见的情况下,尽管做出了一切合理的努力,仍有患者不遵守规定的疗程,不愿意或无法遵守感染预防和控制措施。在这种情况下,为了社会其他成员的利益,可能有理由对患者进行非自愿隔离。如下文所述,必须根据现有的法律或政策谨慎地限制非自愿隔离,并只把非自愿隔离作为最后手段,因为这样做直接限制了患者的自主权,并影响到许多人权(如行动自由、就业自由)。将患者非自愿拘留在没有医疗条件的监狱环境中,比如在监狱牢房或普通监狱犯人中是违背伦理的,因为无法提供临床治疗。在人权术语中,非自愿隔离侵犯了患者的自由权,同时严重限制了患者的自主权,可能导致个人的污名化或不安全感,并可能使其他犯人暴露于感染的风险中。

所有方案都应根据本指南制定法律和政策,明确说明允许何时以及如何对患者进行非自愿隔离。应以透明的方式做出非自愿隔离决定,并有适当的外部审查和上诉机会,由公共卫生部门而不是进行治疗的临床医生做出这一决定[75]。应认真评估那些经常被患者拒绝的或在依从性方面有重大问题的方案,并评价其是否正在尽一切努力实施本指南所述以患者为中心的办法。民间团体也应参与这一评价进程。

在什么情况下,对结核病患者的非自愿隔离在伦理上是适当的?

对于愿意接受有效治疗的患者来说,隔离通常既无必要,也不合适。研究表明,结核患者居家治疗,并采取适当的感染控制措施,一般不会对家庭其他成员造成实质性风险[76-77]。通常情况下,在诊断结果出来之前,家庭成员早已接触过患者,一旦开始有效的治疗,接触感染的可能性就会迅速下降。即使是MDR/RR－TB 患者,也已在许多不同的环境中成功实施了以社区为基础的治疗模式。因此,在考虑隔离之前,应始终考虑以社区为基础的保健。各国和结核病规划应建立服务和支持系统,确保尽可能广泛地提供以社区为基础的保健。

绝不应将隔离作为一种惩罚形式来实施。应事先让拒绝治疗并对他人构成危险的患者了解,他们若继续拒绝可能导致强制隔离。

非自愿隔离应限于下列特殊情况,当这个人:

• 已知具有传染性,却拒绝有效治疗,已尝试过一切合理措施以确保依从性,但证明不成功;

• 已知具有传染性,也同意门诊治疗,但缺乏在家中进行感染控制的能力,并拒绝住院治疗;

• 极有可能具有传染性(根据实验室证据),但拒绝接受对其传染性的评估,同时已经尽了一切努力与患者合作,制定满足其需要的治疗计划。

哪些保障措施适用于非自愿隔离?

在罕见的个案中,如果认为非自愿隔离是保障公众安全的唯一合理手段,则必须确保实行隔离的方式是合乎伦理和非歧视性的。根据已有的法律或政策,非自愿隔离应是最后手段,限制应尽可能少,并在合适的医疗环境中进行＊。当确定个别案例需要进行非自愿隔离时,有关个人应有权在适当的司法环境中,就该决定向行政、司法或准司法等机构提出上诉。除了为保护公众而必须限制的权利外,被非自愿隔离的患者应保留所有其他权利,必须得到治疗和一切必要的社会支持。

只有在患者充分了解其身体状况后仍拒绝合作,为了公众健康才可以进行非自愿隔离,非自愿隔离只是一种在非常罕见的情况下使用的极端措施,而绝

＊ 注:关于传染病非自愿隔离需要的所有条件的更详细清单,建议查阅《锡拉库扎原则》。联合国经济及社会理事会《公民权利和政治权利国际公约》中关于限制和克减条款的《锡拉库扎原则》,联合国文件,E/CN. 4/1985/4, Annex(1985)(http://hrlibrary. umn. edu/instree/siracusaprinciples. html,2017 年 2 月 10 日访问)。

不能将其作为一种方便手段或一种惩罚形式。表2－1列出了证明非自愿隔离合理性的所有条件。

表2－1　证明非自愿隔离是合理的必要条件

隔离是防止结核病传播的必要措施,并且
有证据证明隔离在这种情况下可能是有效的,并且
尽管被充分告知了疾病的风险、隔离的意义和隔离的原因,患者仍拒绝被隔离,并且
患者的拒绝使其他人处于危险之中,并且
在强制隔离之前,所有限制性较小的措施都已尝试过,并且
除了行动自由,患者所有其他的权利和自由,例如基本的公民自由权,都受到了保护,并且
适当程序和所有相关上诉机制已经到位,并且
至少患者的基本需求得到了满足,并且
规定的隔离时间是实现其目标所必需的最低限度

我们应为自愿或非自愿隔离的结核病患者做些什么？

除了为保护公众所需的限制,必须保护被隔离人（即使是非自愿隔离）的其他权力和利益不受到侵犯。这包括上文所提到的对非自愿隔离或拘留的决定提出上诉的权利。应确保尊严和尊重的伦理原则。因此,被隔离的人应得到一切必要的临床和社会支持,以最大限度地减少因隔离造成的生活负担。如上文所述,这样做即符合互惠原则（支持为他人做好事的人）和共济原则（在这些人易受伤害时与他们站在一起）,也符合保护人权的原则。

在结核病患者反对的情况下强迫他们接受治疗是否合适？

不合适。虽然具有传染性的结核病患者不坚持治疗,不能或不愿遵守感染预防和控制措施会对公众构成重大风险,但这些风险可以通过隔离患者来解决。被隔离的患者仍应有机会接受治疗,如果他们不接受治疗,他们的知情拒绝应得到尊重。不顾患者反对强行治疗是对其身体完整不可接受的侵犯,也可能使医疗卫生工作者处于危险之中。此外,从实际情况看,如果没有患者的合作,就不太可能进行有效的治疗。然而,不应放弃努力说服患者并重新检视他/她拒绝接受治疗的原因。

16. 筛查

为什么筛查是结核病规划中与伦理相关的一部分？

筛查是指使用可迅速应用的测试、检查或其他程序，在预定的目标群体中系统地识别疑似活动性肺结核患者或潜伏结核感染者。筛查的目的是查明结核病患者，以便对他们进行治疗，并为流行病学目的提供数据。在筛查过程中进行的所有检测都必须是自愿的，并得到每个参与者的知情同意。

对疑似活动性结核病患者的筛查是遏制感染蔓延的一项关键公共卫生措施，对疑似潜伏结核感染者的筛查是消除结核病的一个关键组成部分。从伦理上讲，筛查有助于共同的善，因为整个社区和地区都从中受益。此外，筛查秉持了负责任的伦理原则，因为国家结核病规划不仅有责任制定临床干预措施，而且有责任制定公共卫生干预措施，以促进共同的善。

理想的情况是，在特定社区提供高质量的诊断、治疗和支持的同时进行筛查。应对那些感染或患病风险高的人群（如感染者的家庭接触者、艾滋病病毒携带者/艾滋病患者、在工作场所接触二氧化硅的人、在极高负担下因为其他疾病而寻求医疗服务的患者）进行筛查。

在实施结核病筛查方案时存在哪些潜在的伦理冲突？

一个人可以选择不参加筛查，从而行使他/她不遵守建议的公共卫生规定的自主选择权。在这种情况下，为了确保一个人的行为是自主的，而且是在掌握完整信息的情况下进行的，公共卫生官员必须与当事人沟通，解释筛查的重要性，以及探究当事人究竟需要什么。如果不参与筛查的决定是基于不完整或虚假的信息做出的，就会削弱个人的自主权，并有可能使家庭和社区面临更大的疾病传播的风险。

结核病规划对筛查对象有什么义务？

结核病规划必须确保人们是在知情同意的情况下自愿接受筛查，并在他们做出选择之前提供关于筛查风险和益处的所有信息。此外，结核病规划必须确保对检测阳性者提供适当的诊断、治疗和支持，在罕见情况下会出现假阳性检测结果，此时应为患者提供适当的咨询和支持。

考虑到结核病与污名化有关，必须采取一切措施减少参与筛查者，特别是那些已经被边缘化的人（如移民、囚犯）的羞耻感和随后受到的歧视。筛查的目的应该是为那些需要的人提供关怀,而不是歧视他们。例如,边境筛查不能用于拒绝移民入境(见第 13 条"移民"和第 7 条"解决潜伏结核感染")。为确保以符合文化特点的方式进行筛查,必须咨询当地社区,并提供机会,以帮助确定如何进行筛查以及筛查对被筛查者意味着什么。

最后,如果在结核病筛查过程中,医疗卫生工作者发现一个人并没有患结核病,而是患了另一种疾病,那么医疗卫生工作者有责任确保为其他疾病提供适当的治疗(比如转诊)。

17. 监测

结核病监测的作用是什么?

监测是最古老和最基本的公共卫生活动之一。结核病监测系统应关注产生的有效数据,以协助规划卫生体系和对结核病的流行有充分的反应。有效的监测活动对于促进公共卫生至关重要,因为有效可靠的数据可以挽救人类的生命。严密可靠的监测间接地促进了公平,因为来自弱势群体的人患结核病的风险更高,患病后受到的伤害更大,而且不太能够使他们的状况得到关注,也不能够决定卫生政策。因此,监测有助于将稀缺资源提供给最需要的人,同时监督结核病患者接受他们所需的治疗,从而降低耐药结核病的风险。

充分的结核病监测和 MDR/RR - TB 管理将有助于全球公共卫生共同的善。各国有义务开发全面的和可持续的结核病监测系统,收集高质量的数据。监测系统应具有明确的数据收集、分析、使用和发布的目的和计划。根据共济原则,国际社会有义务支持那些在努力改进监测系统和建立常规药物敏感试验方面缺乏足够资源的国家,以监督和防止耐药菌株的传播。

为什么数据保护在结核病监测中很重要?

公开个人的结核病状况会导致歧视和污名化,并阻碍诚实报告。这就是为什么国家结核病规划及其他持有监测数据的机构必须确保数据得到适当的保护。在处理敏感个人信息时,应尽可能确保保密,除非这些信息可能会影响重要的公共卫生目标。例如,可能不需要保留个人身份信息,除非保留在当地记录中,但也应严格遵守保密规定。即使是未纳入国家结核病控制规划的,无论是公立机构的还是私立机构的,医疗卫生工作者都应参与监测,同时不能影响数据质量。在大量产生数据的情况下,越来越难以将个人识别信息从数据中删除。鉴于这些风险,不应轻易倡议数据共享。与更广泛的公众共享匿名或汇总的数据可能会提高公众认知,但也会引起过度的恐慌,并使那些更易受伤害或不公正影响的群体面临更多被羞辱的风险。即使面对这些风险,在某些特定的情况下,发布关于这些群体的数据以解决他们的特定问题仍然是合乎伦理的,因为从长远来看,对他们的健康需求保持缄默带来的伤害可能要大于污名化带来的伤害。

结核病监测是否需要知情同意?

在公共卫生监测中,知情同意并非是默认必需的。当重要的公共卫生目标需要完整的数据,和/或个人身份信息,并且相关的保护措施到位时,个人有义务为常规监测规划做出贡献。此外,在实践中,获得知情同意通常是不可行的。然而,即使不需要知情同意,也应在可能的情况下告知患者正在进行的监测活动。应与相关社区协商,在规划、实施和利用监测时考虑其价值和顾虑。

然而,有一些特定的监测活动,当参与者面临潜在风险时,可能要考虑知情同意,例如开展关于 HIV/AIDS 的家庭调查、开展抗结核药物调查或结核病流行率调查,以及在没有能力治疗被确诊为耐药菌株的患者的情况下监测药物敏感性和 MDR/RR - TB。虽然在这些情况下进行监测是合乎伦理的,但在没有治疗的情况下,不应对个人进行结核病测试,除非他们提供了明确的知情同意(另见第 6 条)。负责监测的公共卫生部门有义务评估寻求知情同意的重要性。如果有疑问,他们应该征求伦理委员会的意见。

18. "同情性使用"和"扩大使用"结核病新药

尽管有时可以互换使用,"同情性使用"和"扩大使用"结核病新药还是有所不同。"同情性使用"是指医生或医疗卫生工作者代表患者直接向制药公司请求使用具有一定安全性和有效性证据的试验药物。"扩大使用"或"扩大使用计划"是指在某些特定情况下,制药商向因患有严重疾病或者因其他情况不能参加临床对照试验的患者提供试验性新药[78]。对于结核病药物的研究和开发,必须考虑有关同情性使用和扩大使用的伦理问题,对于各国政府,如果目前还没有此类政策,必须制定明确的同情性使用和扩大使用的政策。

为什么 MDR/RR - TB 患者应该可以通过同情性使用或扩大使用方案获得试验性药物?

使用安全性和有效性还不清楚的药物可能存在风险。然而,对于 MDR/RR - TB 患者,同情性使用和扩大使用的潜在好处可能足以充分平衡服用信息不完全的药物的风险。因此,鉴于围绕 MDR/RR - TB 治疗的极端危险和环境,支持同情性使用和扩大使用的方案是适当的。

哪些伦理价值和原则可以指导有关同情性使用和扩大使用新抗结核药物的思考?

第一,同情性使用和扩大使用(即使超出结核病范围)的关键目标都是为了尽量减少对患者的伤害。考虑到新型抗结核药物的不确定性,确保适当的患者纳入、建立严格的药物警戒和促进知情同意等都是使用这些药物时尽可能保护患者免受伤害的方法。

第二,允许同情性使用和制定扩大使用规划是想尽一切办法,确保患者获得所有可能的治疗结核病资源的一种方式。这样做有助于提高患者的尊严,使他们觉得自己的生命值得最大限度的保护。

第三,知情同意是指维护个人在健康和保健方面的自主权,强调自主选择的重要性。自主权是在完全理解这些药物的风险和好处后自主选择的权利。

第四,必须提高药物警戒,密切监督用于同情性使用和扩大使用的药物,以保护患者,并建立对此类规划的信任和透明度。

19. 医疗卫生工作者的权利和义务

即使有一定程度的风险,医疗卫生工作者也有伦理义务为患者提供治疗。但是,他们可以合理地预期这种风险程度是有限的[26]。此外,他们可能还有多重义务,比如对家庭的责任,这些责任必须与他们的工作职责相平衡。最后,不应医疗卫生工作者承担通过采取基本的感染预防和控制措施就可以避免的风险,或在他们治疗的患者没有合理受益(治疗或姑息)可能性的情况下承担相应的风险。因此,任何关于医疗卫生工作者义务的讨论都必须考虑到政府的互惠义务,而且医疗卫生设施达到了足够的安全标准。

照顾结核病患者的风险是否大到足以免除医疗卫生工作者提供医疗服务的职责?

不可以。通过提供合理的培训、防护用品、设备、基础设施、支持,以及掌握有效的保健和治疗方法,可以合理地期望医疗卫生工作者照顾结核病患者。各国政府有义务确保提供充分的支持。然而,这些要求对那些有感染结核病风险的医疗卫生工作者可能不合适,比如那些已经感染 HIV/AIDS 的医疗卫生工作者,除非他们的工作条件能够充分保护他们免受结核病的感染[79]。如果处于高风险中的医疗卫生工作者不能继续安全地工作,他们应努力确保他们的患者不会因为他们将责任转移给其他医疗卫生工作者而被抛弃。

卫生系统对医疗卫生工作者有哪些互惠义务?

医疗的责任并不存在于真空中。相反,这取决于政府和医疗保健机构提供的商品和服务。如果政府没有履行这些重要的互惠义务,医疗卫生工作者就不可能提供适当的结核病治疗。例如,健康状况不佳的医疗卫生工作者将无法恰当地护理其患者。出于这些原因,卫生系统有义务:

- 向负责管理结核病患者的人员提供培训、设备和保护[76];

- 向医疗卫生工作者提供评估其风险所需的技能和信息,以便他们采取适当的预防措施;

- 为感染了艾滋病病毒的医疗卫生工作者提供结核病诊断和治疗(抗逆转录病毒治疗和异烟肼预防治疗),包括结核病筛查;

- 确诊罹患活动性结核病的医疗卫生工作者,为他们提供治疗,使用经证实的最佳疗法(如有必要,提供艾滋病病毒咨询和检测、抗逆转录病毒治疗和结核病药物预防);

- 明确表达他们对医疗卫生工作者工作条件的期望,期望他们承担的具体角色,以及其中固有的风险;

- 适当补偿医疗卫生工作者的服务,其中可能包括为他们自己及其家人支付风险津贴和保险,以及为感染者支付残疾津贴;

- 确保免疫受损的医疗卫生工作者不接触结核病患者,让他们有一个更安全的工作环境,同时防止对其职业生涯的污名和负面影响;

- 建立一个机制,让医疗卫生工作者可以对安全和工作条件提出担忧,而不必担心遭到报复。

如果卫生系统不能履行互惠义务,那么医疗卫生工作者是否仍然有提供保健的伦理义务?

保健义务部分基于卫生系统履行其互惠的义务。如果不满足这些要求,医疗卫生工作者将面临被患者传染的重大风险,在这种情况下,即使他们决定不工作也是不违背伦理的行为。在这种情况下,患者在寻求卫生保健时可能遇到的任何困难,都是卫生系统而不是医疗卫生工作者个人的伦理责任。如果医疗卫生工作者认为他们的工作环境并不像应有的那样安全,他们应该向那些有能力做出改变的人发出呼吁,而不应遭到任何报复。政府和卫生系统有义务采取相应的行动(比如采取更好的感染控制措施),以确保医疗卫生工作者能够安全地提供保健服务。

Ⅲ 研究与新兴技术

20. 结核病与数字健康技术

数字健康技术有望成为实施"遏制结核病战略"的关键工具,特别是在结核病监测、数据共享、对治疗依从性的监督、宣传、在线学习和项目管理等领域。数字健康技术的应用必须符合良好的伦理标准[80]。

使用数字技术对结核病监测和数据共享提出了哪些新挑战?

数字技术在存储和传递大量数据方面非常有效,通常是通过互联网实现。由于结核病常常与贫困、无家可归和卫生系统资源缺乏有关,因此在结核病监测、保健和研究环境中使用这些技术,如果无意中披露保密的隐私信息,会间接地加重偏见和污名化。结核病监测在这方面一直存在风险。监测结核病发病率和患病率的责任往往造成将一些人群或少数人群与某种污名化的疾病相联系。不适当地使用数字监测工具产生的信息有可能放大这些风险。除了传染病实验室的报告之外,临床机构越来越多地使用电子健康记录,这也可能增加信息披露的风险。

这种原来就有,现在仍然存在的风险需要采取措施来减少和减轻,而不应成为不进行监测的理由。同样地,对有传染性的、不能坚持治疗或依从性差的结核病患者进行隔离,不是为了羞辱或污名化他们,而是为了保护那些他们可能会接触到的人。开展强有力的结核病监测的是为了全面、及时和准确地了解任何特定环境中结核病的形势和风险。同样重要的是必须建立一个就资源分配的导向和优先次序做出决定并采取行动的基础。由于数字技术的滥用可能更容易导致污名化,因此必须采取特殊预防措施来防范风险。这些预防措施包括:

• 应用政策和程序以确保任何数据收集、存储、分析和管理不会伤害患者,相反,会使患者受益。

• 在数据收集、存储和使用方面寻求知情同意。

• 使用可靠的安全技术和协议增强隐私和保密性,将任何具体患者被不当识别的可能性降到最低(虽然可靠的身份唯一标识信息有助于降低错误分类或错误治疗的可能性)。

• 加强伦理委员会的作用,为决策提供信息和指导。正如相称性原则对隔离管理至关重要一样,"数字相称性"原则将有助于确保不会过度收集信息,并确保数据管理员能够得到伦理委员会的指导。

社交媒体在遏制结核病方面的作用是什么?

关于社交媒体的作用,至少有三个重要问题需要考虑:①卫生保健服务部门使用社交媒体对结核病患者进行宣传和教育;②结核病患者使用社交媒体;③公共卫生部门通过社交媒体进行监督或监测。所有这些都可能为成功实施"遏制结核病战略"带来巨大机遇,但同样也可能带来一些挑战。

数字通信工具和在线学习技术可以成为一种强有力的手段,通过"遏制结核病战略",对普通人群和结核病患者就疾病,对不同行动者就他们在预防、治疗和治愈受感染人群方面的作用和责任进行宣传、帮助和教育。

患者使用社交媒体可能有助于提高同伴群体或公众对该疾病的认识和理解,还可以帮助提高治疗依从性和社会支持。然而,这也可能导致无意中自我泄露个人的疾病或风险信息,在普遍存在的疾病被污名化的环境中,会对个人和社会产生不良后果。尽管人们对此类披露的容忍度各不相同,但应支持患者以有利于其个人福祉的方式使用社交媒体,并使大众更广泛地参与实施"遏制结核病战略"。

卫生部门可采取监督社交媒体网站的策略,以提供有针对性的警示和教育。卫生部门是否、何时以及在何种情况下进行此类监督需要基于证据的指导、管理的计划和策略。这种监督可能构成一种监测形式,反过来这意味着卫生部门必须制定标准,告知受感染人群和其他人存在此类技术,并监督他们是如何使用此类技术的。

国际上或成员国之间共享结核病数据在伦理上是允许的吗?

是允许的。保护民众健康的责任,特别是防止结核病等传染病的责任,表明了卫生部门的一些义务。

如果不是强制性的,那么允许数据共享的原因之一便与监测有关。联合国和其他组织确定了"从科学进步及其应用中受益的权利"[81]，WHO 通过与全民保健信息组织合作，促进了"健康权和获得安全、有效卫生保健的权利"，以及相关的信息获取权[82]。

公共卫生是数据密集型的，数据共享是一个出色和强大的全球卫生使命的重要组成部分。如果无法访问数据或对数据保密将无法完成这一使命。也许数据共享最重要的伦理理由是各国、社区和个人目前正因此受益，而且将长期受益于使用其他国家、社区和个人的数据[83]。

已经开发的各种信息学工具可用来监测结核病的发病率和患病率、疾病的传播以及治疗的成功案例，包括对耐药结核病的治疗。如果不能共享数据和信息，这些工具将无用武之地。任何数据共享方案都必须有足够的安全措施，以保护隐私和机密性，减少、减轻或消除偏见和污名化的风险，并确保相应的用户正确使用这些数据。有关快速数据共享的更多信息，请参阅第 22 条。

如何确保数据的安全性和可靠性，以及用于共享和分析数据的信息系统的安全性？

生物医学信息学的发展引发了关于系统可靠性的争论，这是一个重要的经验和伦理问题。

数据共享被证明是有理由的，但如果收集和传输数据的系统有缺陷，数据质量和可靠性低，或者用于保护和共享数据的软件和系统不完善，就会在道义上令人不安。对于这一挑战，有许多解决方案。有一种是采用标准化数据和软件，以确保数据可靠、优质和可溯源。数据库结构和软件代码通常包含许多假设，这些假设可能会被误导、嵌入偏差而无法胜任任务。

结核病数据库，包括通过连接本地、区域或国家数据库而创建的（甚至是临时创建的）数据库，必须能够经得起全面、反复的评估。所有这些数据的管理者都应负责培养持续审查的习惯。换句话说，共享数据的权益和责任应与一系列义务相匹配，即透明性、责任和问责制。通过这种方式，监测、数据共享和系统可靠性才能够更好地赢得其服务对象的信任。

21. 结核病防治新领域

WHO 的"遏制结核病战略"认识到了结核病研究与人权和伦理之间的密切联系。"遏制结核病战略"强调"保护和促进人权、伦理和公平"是支撑该战略三大支柱的基本原则之一，包括加强研究和创新。专家估计，为消除结核病，全世界每年必须花费 20 亿美元用于结核病研究。尽管迫切需要进行研究,但自 2009 年以来,结核病研究和开发的资金投入一直停滞不前,每年从未超过 7 亿美元,还有 13 亿美元的缺口。结核病研究资金不足,因此在开发更好的预防、诊断和治疗结核病的方法方面进展缓慢,这引发了关于政策制定者和政府应采取行动的一系列伦理和人权问题。

为什么研究是结核病防治的关键组成部分?

目前迫切需要为结核病预防和治疗建立一个更有力的证据基础,并提高保健标准。如果没有更大的研究投入,就不可能实现这些目标。在以下领域的进一步研究尤为重要:

- 药物、疫苗、治疗方案和诊断措施。

- 疾病的社会和结构决定因素及其解决方法。

- 感染控制措施、依从策略、药物递送机制和非生物医学干预措施(如社会干预、行为干预)的有效性。

- 关于个人和社区对结核病认识的社会、文化和人类学研究。

国际社会应进行合作,制定激励措施,鼓励这种研究和开发。同样重要的是要确保证据在发现后,将被公开并纳入公共卫生实践。

为什么发展结核病研究在伦理上很重要?

研究本身必须尊重伦理原则,结核病研究的设计、实施和资助及其成果的分配(无论是药物或疫苗等有形产品还是更普遍的知识),都可以促进或破坏伦理价值的实现。此外,研究和发展方面的不足也导致了结核病规划面临许多伦理挑战。由于缺乏商业激励,很少有制药公司开展此类研究。比如,结核病药物研究进展缓慢,在过去 40 年中只有两种新药被批准用于治疗结核病,这使得结核病患者及其护理者依赖于长疗程的治疗方案,药物负担高、耐受性差和副作用使坚持治疗变得复杂。通过研发医疗技术还可以改变人们对疾病的文化认知。对结核病预防、诊断和治疗的改进可能会减少与结核病有关的污名化,促进宣传以应对结核病,或有助于改变公众对结核病的看法。

结核病研究应遵循哪些一般性伦理原则?

结核病研究指南应借鉴其他伦理指南[84-85]中已阐明的相关研究伦理原则。这包括 WHO 和联合国艾滋病联合规划署关于艾滋病研究的指南[86]。但是需要清醒认识到结核病和艾滋病面临的问题并不总是一样的,比如在结核病研究中,第三方面临的风险可能更大,因为结核病可以通过日常接触传播。

在设计伦理研究战略时特别重要的考虑因素包括:

• 所有利益相关者,包括当地调查人员(如果研究来自国外)和社区必须参与研究问题的提出和研究方案的设计和实施。民间团体的参与也至关重要。WHO应为促进这些利益相关方之间的联系发挥主要作用。

• 应随时告知参与者研究结果及其应用。

• 研究方案的设计应使研究对象从研究结果中受益。

• 研究成果应适时转让,以造福受影响的人群。

• 国际合作研究应以最终帮助中低收入国家发展自主研究能力的方式进行。

• 与涉及人的其他类型的研究一样,研究伦理委员会应确定风险相对于预期效益是合理的,并确定有适当的程序来获得参与者的知情同意。研究伦理委员会应考虑研究对研究参与者以外的个人(如家庭成员和其他密切接触者)的作用将如何影响对风险和收益的评估以及知情同意的过程。

• 当第三方风险很大时,实施适当的感染控制措施应作为研究方案的一部分,并考虑向第三方告知此类风险(并可能获得其同意)的重要性。

• 研究方案应具体说明如何酌情将研究成果转化为公共卫生政策。应考虑到对参与者可能产生的消极后果(如污名化、歧视)。还应注意避免对统计结果的误解。

是否存在不应进行结核病研究的情况?

尽管有必要对结核病治疗和控制的各个方面进行研究,但也存在一些情况,使结核病研究极具挑战性。其中包括[86]:

• 不具备进行独立和充分的科学和伦理审查能力时。

• 无法获得自愿参与和知情、自由和不受胁迫的同意。

• 当受试对象潜在脆弱性受到影响或被利用的情况非常严重,在该人群中进行试验的风险超过收益时。

• 当所有研究的利益相关方之间没有就获得医疗保健和治疗方案达成协议时。

• 尚未就有关责任和计划达成协议,以负担得起的价格在进行试验的社区和国家提供被证明安全和有效的试验产品(药物、其他治疗方法和预防措施)。

在上述这些情况下,必须事先寻求和获得适当的支持,以便能够按照国际伦理标准进行结核病研究。

在结核病流行病学研究中,如果利用医疗记录和储存的血液样本进行研究,存在哪些具体的伦理问题?

如果记录或样本保留识别信息,或者如果可以通过使用代码将其与识别信息联系起来,则必须征得知情同意。然而,大多数研究伦理指南承认,如果研究只涉及最小风险,而且获得知情同意是不可行的,并对隐私和其他权利进行了保护,则可以免除知情同意[84-85]。是否免除知情同意应由研究伦理委员会决定,而不是由研究人员决定。

在某些情况下,应由研究伦理委员会审查已经永久删除识别信息的研究记录/样本[85]。

与流行病学研究有关的伦理考虑是否也适用于常规的公共卫生监测活动?

常规的公共卫生监测不同于流行病学研究。公共卫生监测是指"持续、系统地收集、分析、解释和发布与健康事件有关的数据,用于公共卫生行动,以降低发病率和死亡率并改善健康"[87]。公共卫生监测一般由立法者授权,并由公共卫生官员施行。与研究不同的是,监测并不是为了"产生或贡献可普及的知识"[88]。相反,其目的是为各国政府监测疾病流行情况和衡量预防和治疗方案的影响提供必要的证据基础。这些信息对于政府履行其基本和日常公共卫生义务是必要的。监测是必不可少的,这样监测倡导者就可以提醒人们注意需要改革的问题。

为了使监测有效,数据必须是全面的。因此,个人一般无权选择不将其信息用于监测目的。由于参与监视活动不是可有可无的,要求当事人提供知情同意反而是一种误导。即便如此,将临床信息用于公共卫生监测时,最好告知个人。在可行的情况下,应向个人和社区提供资料,说明所收集的数据类型、数据的使用目的以及监测结果。此外,应最大限度地保护监测所产生的信息。应告知个人为什么他们的信息可能会被披露给第三方,例如为了追踪接触者(见第 17 条)。

研究人员有哪些义务与社区接触和对话?

最近的研究伦理准则扩大了研究人员的伦理义务,除了保护试验参与者,还应让可能受到研究影响的更广泛的利益相关方群体参与进来。《结核病药物试验良好参与性实践指南》(GPP - TB)提供了一个伦理准则,让广泛的利益相关方(包括结核病患者、民间团体和受结核病影响社区的代表)参与研究过程的每一步[89]。虽然是为结核病药物开发者编写的,GPP - TB 指南的伦理原则却更广泛地适用于结核病临床研究。与 GPP - TB 一致,在制定合乎伦理的结核病研究方案时,考虑这些因素尤为重要。

社区成员应有机会参与研究,而不仅仅作为潜在的试验参与者。这种参与应贯穿于研究进程的每个阶段,从研究方案的设计和实施到结果的发布。基于第3条(帮助遏制结核病的指导原则和价值观)的定义,社区参与可以采取多种形式,许多研究人员选择与社区咨询委员会(非科学家小组)合作,帮助促进研究小组和研究所在的社区之间进行有效沟通。

研究方案的设计应使开展研究的社区能够从结果中受益,这符合研究具有产生社会价值潜力的伦理要求(研究有可能改善健康或增加知识)。

从研究中获益的能力是研究所具有的社会价值的一个关键组成部分,不仅对进行研究的社区如此,对其他将从研究结果中受益的社区也是如此。在研究过程的早期,研究人员及其赞助者就应开始制订计划,确保向参与者提供研究结果。应期望所有类型的研究,都能传播其研究结果,而且应超越在学术期刊上发表的最低预期。对于生产有形医疗产品(如新药或疫苗)的研究,如果该产品在研究后期被认为安全有效,赞助者和研发者必须制定计划,应确保参与者可公平获得该产品。在研究的早期阶段,在可能的情况下,准入计划应包括允许知识产权非限制性许可的协议、技术转让安排以及知识共享平台,以造福受结核病影响的社区。在后期阶段,研发者应与监管部门一起制定关于该产品的同情性使用和扩大使用计划,并确保价格公平合理。

许多结核病研究是面向全球的。结核病研究和开发半数以上的资金来自美国和欧洲,但大多数临床研究是在结核病负担最重的中低收入国家进行的。合作开展国际研究应有助于中低收入国家发展研究能力,包括地方独立的科学和伦理审查能力。良好的合作研究使这些中低收入国家的科学家成为平等的伙伴;并努力避免挪用初级卫生系统的财政和人力资源。

政府如何促进结核病研究中的伦理?

各国政府应认识到结核病规划所面临的结核病研究与伦理和人权困境之间的密切联系。各国政府可采取以下四项行动步骤,通过支持结核病研究促进人权、伦理和公平：

（1）在更大的国家层面的研究规划中支持有目的地开展结核病研究。这种支持的形式可以是制定国家结核病研究战略计划，并为这些计划提供财政支持和采取积极行动，以建设地方科学和伦理审查能力。

（2）促进社区参与结核病研究。制定相关规定，确保研究符合 GPP－TB 等指南，有目的地让广泛的利益相关方参与研究过程的每一步。国家结核病规划是结核病研究和开发的关键利益相关方，必须参与研究的设计、实施和发布。

（3）制定政策和制度，公平地发布和获取研究成果。各国政府应要求研究赞助者和产品开发者制定计划，使研究产品公平可得。国家结核病规划应预期引进新的手段，并制定计划，以便快速注册和推广安全有效的技术。

（4）加强对其他地方研究开发技术的安全性和有效性进行评估的能力。通过协调区域监管或国家改革等，加强监管部门的审查能力，在必要时毫不拖延地审批新技术。

22. 快速数据共享

开发和引进新的结核病工具、开展相应的业务研究，以及进行系统的结核病监测有助于收集新的证据，从而促进政策和准则的更新。及时收集和共享数据对于发布与"遏制结核病战略"有关的政策更新和指南至关重要。

与快速数据共享相关的主要伦理问题是什么？

至少自最近埃博拉疫情以来，人们普遍认为，在疫情暴发和紧急情况下，快速数据共享对于应急响应至关重要。这主要是因为形势紧迫（不确定、不断变化的科学信息），地方卫生系统应对能力受损，以及跨境合作的重要性逐渐加强[90]。由于这些原因，"在不断扩大的突发公共卫生事件的紧急情况下，快速数据共享至关重要"[91]。这不仅是良好科学实践的基本构成，也是伦理义务。在伦理上适当和迅速地共享数据有助于确定病因，预测疾病传播，评价现有和新的治疗方法，提供对症治疗和预防措施，并指导稀缺资源的部署。还应共享对应急工作至关重要的临床和研究数据，同时考虑到尊重保密性，避免对已经弱势的个人造成任何可能的歧视。

尽管结核病没有被正式列为国际关注的突发公共卫生事件（PHEIC），但可以说，由于结核病被列为世界十大死因之一[92]，人们有一种紧迫感，对快速数据共享的需求也同样存在。向"遏制结核病战略"相关方隐瞒数据是不符合伦理的,因为相关方可以利用收集到的数据尽快提供更好的政策,为患者和公共卫生服务。MDR/RR－TB患者,特别是广泛耐药结核病(XDR－TB)患者中报告的高死亡率,解释了为什么一些国家决定将这一流行病作为突发公共卫生事件进行管理。

此外,负责任地共享研究数据是一种伦理义务,因为研究参与者往往使自己处于危险之中。虽然知情同意程序明确指出,试验参与者不应期望因参与而受益,但社会契约为承担这些风险和经历这些伤害规定了一项伦理义务,即试验结果将为未来的患者和社会带来最大可能的收益[93]。

为了使"遏制结核病战略"有效、公平和增进共同的善,必须及时从负责结核病相关问题的各公共机构和研究人员那里共享数据。快速共享数据加快了了解结核病的进程,从而使国家结核病规划能够更好地为社区和受结核病感染的患者服务。除此之外,它还可能有助于减少重复研究,这些研究可能成功也可能不成功。有希望的试验可以进一步进行,而其他试验则可以在更早的阶段放弃,这样类似的错误就不会重演。

例如,由于对艾滋病监测数据严格保密,在有些情况下,没有将艾滋病数据与负责结核病监测的人共享,从而阻碍了结核病合并艾滋病病毒感染病例的发现。这种情况可能导致无法接受救生治疗的患者无法忍受的延误。在没有获得所有相关数据的情况下,公共卫生部门既无法及时对迅速传播的传染病做出实时和有力的反应,也无法对慢性病采取一切必要行动。

各国应建立准则,以便能够与所有利益相关方安全共享数据,特别是参与执行"遏制结核病战略"的医疗卫生工作者、研究人员、公共卫生官员和决策者。这些准则应确保数据的共享不超过必要的范围,从而保护患者的隐私权。数据通常不应随后与其他机构或由其他机构重新共享[94]。

在同行评审的出版物上发表之前,研究人员何时有伦理义务共享数据?

正如WHO先前所认识到的,每一位从事与公共卫生危机数据生成有关(如迅速增加的MDR/RR－TB病例数)的研究人员,都有一项基本的伦理义务,即一旦用于发布的数据得到充分质量控制就可以分享初步结果。在许多生命依赖新数据的情况下,除非立即采用出版后的同行评审程序出版,否则研究者和赞助者有责任通过出版前机制发布信息[95]。在发生公共卫生危机的情况下,应与公共卫生官员、研究参与者、受感染人群,以及参与更广泛国际应对工作的群体分享此类数据,而不必等待在科学期刊上发表。正如国际医学期刊编辑委员会[96]目前所支持的,期刊应促进这一进程,使研究人员能够迅速发布对公共卫生有直接影响的数据。此外,拥有结核病研究人员的被授权的机构和组织(如大学、公共卫生机构、制药公司)也应努力使此类有价值的公开数据易于获取,并且不受同行评审认可标准的限制。愿意在出版前分享数据的科学家不应因此而受到谴责。

参考文献

[1] Guidance on ethics of tuberculosis prevention, care and control. Geneva: World Health Organization, 2010 (http://whqlibdoc. who. int/publications/2010/9789241500531_eng. pdf? ua=1, accessed 1 March 2017).

[2] Social justice in an open world: The role of the United Nations. UNDESA ST/ESA/305. New York: United Nations, 2006 (http://www. un. org/esa/socdev/documents/ifsd/SocialJustice. pdf, accessed 10 February 2017).

[3] Gostin L O, Powers M. What does social justice require for the public's health? Public Health Ethics and Policy Imperatives. Health Aff(Millwood) ,2006,25(4):1053-1060.

[4] Closing the gap in a generation: Health equity through actions on the social determinants of health. Geneva: World Health Organization, 2008.

[5] Principle 3 of the End TB Strategy. Sixty-seventh World Health Assembly. Draft global strategy and targets for tuberculosis prevention, care and control after 2015. Geneva: World Health Organization, 2014 (http://apps. who. int/gb/ebwha/pdf_files/WHA67/A67_11-en. pdf, accessed 10 February 2017).

[6] Daniels N, Sabin J. Limits fairly: Can we learn to share medical resources? Oxford: Oxford University Press, 2002.

[7] Tai M C-T, Lin C S. Developing a culturally relevant bioethics for Asian people. J Med Ethics, 2001, 27:51-54.

[8] Grol-Prokopczyk H. Thai and American doctors on medical ethics: Religion, regulation, and moral reasoning across borders. Soc Sci Med, 2013, 76:92-100.

[9] Sarma D. "Hindu" Bioethics? J Law, Medicine & Ethics, 2008, 36:51-58.

[10] Drees W B. Islam and bioethics in the context of 'Religion and Science'. Zygon, 2013, 48(3):732-744.

[11] United Nations, International Covenant on Economic, Social and Cultural Rights. (http://www. ohchr. org/EN/ProfessionalInterest/Pages/CESCR. aspx, accessed 10 February 2017).

[12] United Nations, International Covenant on Civil and Political Rights. (http://www. ohchr. org/en/professionalinterest/pages/ccpr. aspx, accessed 10 February 2017).

[13] United Nations, General Comment 14. The right to the highest attainable standard of health (http://www. un . org/documents/ecosoc/docs/2001/e2001-22. pdf, accessed 10 February 2017).

[14] United Nations, 1948, Universal Declaration of Human Rights, General Assembly

Resolution 217A. (http：// www. un. org/en/universal-declaration-human-rights/, accessed 10 February 2017).

[15] Constitution of the World Health Organization. Geneva：World Health Organization,2009 (http：// apps. who. int/gb/bd/PDF/bd47/EN/constitution-en. pdf, accessed 8 February 2017).

[16] International Covenant on Economic, Social and Cultural Rights, General Assembly Resolution 2200A(XXI)(16 December 1966, entry into force 3 January 1976)(http：// www. ohchr. org/EN/ProfessionalInterest/Pages/CESCR. aspx, accessed 10 February 2017).

[17] International Covenant on Economic,Social and Cultural Rights. 16 December 1966. Geneva：Office of the United Nations High Commissioner for Human Rights(http：// www2. ohchr. org/english/law/pdf/cescr. pdf,accessed 8 February 2017).

[18] Verweij M,Dawson A. The meaning of 'public' in 'public health'. In：Dawson A, Verweij M,eds. Ethics,prevention and public health. Oxford,Oxford University Press, 2007：13 - 29.

[19] Global health ethics：key issues. Geneva：World Health Organization,2015(http：// apps. who. int/iris/bitstream/10665/164576/1/9789240694033_eng. pdf,accessed 8 February 2017).

[20] The Patients' Charter for Tuberculosis Care. World Care Council(http：// www. who. int/tb/publications/2006/patients_charter. pdf,accessed 26 February 2017).

[21] World Medical Association：WMA Declaration of Lisbon on the Rights of the Patient. Ferney Voltaire,France,1981/2015.

[22] UN Committee on Economic,Social and Cultural Rights. General Comment No. 14. The right to the highest attainable standard of health, 12(b),U. N. DOC. E/C. /12/2000/4(11 August 2000),at 43(d).

[23] UN Committee on Economic,Social and Cultural Rights. General Comment No. 14. The right to the highest attainable standard of health, 12(b),U. N. DOC. E/C. /12/2000/4(11 August 2000),at 12(a).

[24] UN Committee on Economic,Social and Cultural Rights. General Comment No. 14. The right to the highest attainable standard of health, 12(b),U. N. DOC. E/C. /12/2000/4 (11 August 2000),at 47.

[25] Global Plan to Stop TB 2006—2015. Geneva：World Health Organization；2006(http：// whqlibdoc. who. int/publications/2006/9241593997_eng. pdf,accessed 8 February 2017).

[26] Ethical considerations in developing a public health response to pandemic influenza. Geneva：World Health Organization,2007(http：// whqlibdoc. who. int/hq/2007/WHO_CDS_EPR_GIP_2007. 2_eng. pdf,accessed 8 February 2017).

[27] UN Committee on Economic,Social and Cultural Rights. General Comment No. 14. The right to the highest attainable standard of health, 31.

[28] Kaul I(editor). Providing global public goods：managing globalization. Oxford/New York,Oxford University Press,2003.

[29] A new perspective on TB procurement. Stop TB Partnership website(http：// www. stoptb. org/gdf/whatis/newperspective. asp,accessed 8 February 2017).

[30] Treatment of tuberculosis：guidelines. 4th ed. Geneva：World Health Organization,2010 (http：// whqlibdoc. who. int/publications/2010/9789241547833 _eng. pdf, accessed 8 February 2017).

[31] Guidelines for the programmatic management of drug-resistant tuberculosis. Emergency update 2008. Geneva: World Health Organization, 2008 (http: // whqlibdoc. who. int/ publications/2008/9789241547581_eng. pdf, accessed 8 February 2017).

[32] Macq J. Empowerment and involvement of tuberculosis patients in tuberculosis control: documented experiences and interventions. Geneva: World Health Organization, 2007 (http: // whqlibdoc. who. int/hq/2007/WHO_HTM_STB_2007. 39_eng. pdf, accessed 8 February 2017).

[33] Ghebreyesus TA, Kazatchkine M, Sidibé M, Nakatani H. Tuberculosis and HIV: time for an intensified response. Lancet, 2010, 375(9728): 1757 - 1758.

[34] HIV testing and counselling in prisons and other closed settings. Technical paper. United Nations Office on Drugs and Crime, Joint United Nations Programme on HIV/ AIDS, World Health Organization. New York: United Nations, 2009 (http: // www. who. int/hiv/pub/idu/tc_prison_tech_paper. pdf, accessed 8 February 2017).

[35] Policy guidelines for collaborative TB and HIV services for injecting and other drug users: an integrated approach. Evidence for action technical papers. Geneva: World Health Organization, 2008(http: // whqlibdoc. who. int/publications/2008/9789241596930_eng. pdf, accessed 8 February 2017).

[36] Connoly MA, Gayer M, Ottmani S(editors). Tuberculosis care and control in refugee and displaced populations: an interagency field manual. second edition. Geneva: World Health Organization, 2007(http: // whqlibdoc. who. int/publications/2007/9789241595421 _eng. pdf, accessed 8 February 2017).

[37] Ngamvithayapong J. HIV testing for life … HIV testing for all tuberculosis patients. An entry point for tuberculosis patients to access HIV prevention and care. Thailand: TB/HIV Research Foundation Thailand(THRF), 2007 (https: // issuu. com/jirapornwongyai/docs/ final_hiv_testing_for_life_for_tb, accessed 8 February 2017).

[38] International Covenant on Civil and Political Rights. General Assembly. Resolution 2200A(XXI)(16 December 1966, entry into force 23 March 1976) at art. 19(2)(http: // www. ohchr. org/en/professionalinterest/pages/ccpr. aspx, accessed 10 February 2017).

[39] International Covenant on Economic, Social and Cultural Rights. General Assembly. Resolution 2200A(XXI) (16 December 1966, entry into force 3 January 1976) (http: // www. ohchr. org/EN/ProfessionalInterest/Pages/CESCR. aspx, accessed 10 February 2017).

[40] Standards and benchmarks for tuberculosis surveillance and vital registration systems. Geneva: World Health Organization, 2014.

[41] Opening up the HIV/AIDS epidemic. Guidance on encouraging beneficial disclosure, ethical partner counselling & appropriate use of HIV case-reporting. Geneva: Joint United Nations Programme on HIV/AIDS, 2000(http: // www. who. int/hiv/pub/vct/ en/Opening-E%5B1%5D. pdf, accessed 8 February 2017).

[42] WHO treatment guidelines for drug-resistant tuberculosis, 2016 update(WHO/HTM/ TB/2016. 04) [Internet]. Geneva: World Health Organization, 2016 (http: // www. who. int/tb/areas-of-work/drug-resistant-tb/treatment/resources/en/).

[43] Dheda K, Gumbo T, Gandhi N R, Murray M, Theron G, Udwadia Z, et al. Global control of tuberculosis: from extensively drug-resistant to untreatable tuberculosis. Lancet

Respir Med,2014,2(4):321-338.

[44] Lee M,Lee J,Carroll M W,Choi H,Min S,Song T,et al. Linezolid for treatment of chronic extensively drug-resistant tuberculosis. New Engl J Med,2012,367:1508-1518.

[45] WHO definition of palliative care(http://www. who. int/cancer/palliative/definition/en/accessed 10 February 2017).

[46] UN Committee on Economic,Social and Cultural Rights,General Comment No. 14. The right to the highest attainable standard of health, 12(b),U. N. DOC. E/C. /12/2000/4 (11 August 2000),at 43(d).

[47] World Health Organization,WHO Model List of Essential Medicines, § 6. 2. 4 (19th List, April 2015, amended November 2015) (http: // www. who. int/medicines/ publications/essentialmedicines/EML_2015_FINAL_amended_NOV2015. pdf? ua＝1, accessed 10 February 2017).

[48] Harding R,Foley K M,Connor S R,Jaramillo E. Palliative and end-of-life care in the global response to multidrug-resistant tuberculosis. The Lancet,2012;12(8):643-646.

[49] HPCA-Guidelines for providing palliative care to patients with tuberculosis. Hospice Palliative Care Association. Pinelands:South Africa,2011.

[50] May P,Normand C,Morrison R S. Economic impact of hospital inpatient palliative care consultation:review of current evidence and directions for future research. J Palliat Med,2014,17(9):1054-1063.

[51] McCaffrey N, Agar M, Harlum J, Karnon J, Currow D, Eckermann S. Is home-based palliative care cost-effective? An economic evaluation of the Palliative Care Extended Packages at Home(PEACH) pilot. BMJ Support Palliat Care,2013,3(4):431-435.

[52] Global TB Report 2016. Geneva:World Health Organization;2016(http://apps. who. int/iris/bitstream/10665/250441/1/9789241565394-eng. pdf,accessed 8 February 2017).

[53] Convention on the Rights of the Child. Adopted and opened for signature,ratification and accession by General Assembly resolution 44/25 of 20 November 1989. entry into force 2 September 1990, in accordance with article 49 (http: // www. ohchr. org/EN/ ProfessionalInterest/Pages/CRC. aspx,accessed 24 February 2017).

[54] Committee on the Rights of the Child. General Comment No. 15. On the right of the child to the enjoyment of the highest attainable standard of health(art. 24),U. N. Doc. CRC/C/GC/15(17 April 2013),at 14,13(b).

[55] Marais B J,Schaaf H S. Childhood tuberculosis:an emerging and previously neglected problem. Infect Dis Clin North Am,2010,24:727-749.

[56] Laventhal N,Tarini B,Lantos J. Ethical issues in neonatal and paediatric clinical trials. Pediatr Clin North Am,2012,59:1205-1220.

[57] Nuffield Council on Bioethics. Children and clinical research:ethical issues. London: Nuffield Council on Bioethics,2015.

[58] Usherenko I, Roy B, Mazlish S, Liu S, Benkoscki L, Coutts D, et al. Paediatric tuberculosis drug market:an insider perspective on challenges and solutions. Int J Tuberc Lung Dis,2015,19(12):23-31.

[59] Sander G,Lines R. HIV,hepatitis C, TB, harm reduction, and persons deprived of liberty:What standards does international human rights law establish? Health Hum Rights J. Nov,17,2016.

[60] Carens J H. The ethics of immigration. New York:Oxford University Press,2013.

［61］ Ashcroft R E. Standing up for the medical rights of asylum seekers. ［editorial］ J Med Ethics,2005,31:125 - 126.

［62］ Access to health care for undocumented migrants in Europe. Lancet,2007,370:2070.

［63］ Wild V. Universal access to health care for migrants:applying cosmopolitanism to the domestic realm. Public Health Ethics,2015,8(2):162 - 172.

［64］ Wickramage K,Mosca D. Can migration health assessments become a mechanism for global public health good? Int J Environ Res Public Health,2014,11(10):9954 - 9963.

［65］ Connolly M A,Gayer M,Ottmani S(editors). Tuberculosis care and control in refugee and displaced populations. An interagency field manual. Second edition. Geneva:World Health Organization,2007.

［66］ United Nations Committee on Economic,Social and Cultural Rights,General comment No. 20:Non-discrimination in economic,social and cultural rights(art. 2,para. 2),E/C. 12/GC/20, 2009 (http: // www. refworld. org/docid/4a60961f2. html, accessed 8 February,2017).

［67］ The Universal Declaration of Human Rights. United Nations,1948(http: // www. un. org/en/documents/udhr/,accessed 8 February,2017).

［68］ Dwyer J. On taking responsibility for undocumented migrants. Public Health Ethics, 2015,8(2):139 - 147.

［69］ Illingworth P,Parmet W E. The right to health:why it should apply to immigrants. Public Health Ethics,2015,8(2):148 - 161.

［70］ Widdows H,Marway H. A global public goods approach to the health of migrants. Public Health Ethics,2015,8(2):121 - 129.

［71］ Jensen N K,Nielsen S S,Krasnik A. Expert opinion on "best practices" in the delivery of health care services to immigrants in Denmark. Dan Med Bull,2010,57(8):A4170.

［72］ Kieny M P,Evans D B. Universal health coverage. East Mediterr Health J,2013,19(4): 305 - 306.

［73］ Denholm J T,McBryde E S,Brown G V. Ethical evaluation of immigration screening policy for latent tuberculosis infection. Aust N Z J Public Health,2012,36(4):325 - 328.

［74］ United Nations,Economic and Social Council,Siracusa Principles on the Limitation and Derogation Provisions in the International Covenant on Civil and Political Rights,U. N. Doc. E/CN. 4/1985/4,Annex(1985). University of Minnesota(http: // hrlibrary. umn. edu/ instree/siracusaprinciples. html,accessed 10 February 2017).

［75］ Denholm J T,Amon J J,O'Brien R,Narain A,Kim S J,El Sony A,et al. Attitudes towards involuntary incarceration for tuberculosis:a survey of Union members. Int J Tuberc Lung Dis,2014,18(2):155 - 159.

［76］ WHO policy on TB infection control in health-care facilities,congregate settings and households. Geneva:World Health Organization;2009 (http: // whqlibdoc. who. int/ publications/2009/9789241598323_eng. pdf,accessed 8 February 2017).

［77］ Brooks S M,Lassiter N R,Young C. A pilot study concerning the infection risk of sputum positive tuberculosis patients on chemotherapy. Am Rev Resp Dis,1973,108(4):799 - 804.

［78］ FAQ:Clinical Trials. gov-What is "Expanded Access"? ［website］ U. S. National Library of Medicine (https: // www. nlm. nih. gov/services/ctexpaccess. html, accessed 10 February 2017).

［79］ Basu S,Andrews J R,Poolman E M,Gandhi N R,Shah N S,Moll A,et al. Prevention of nosocomial transmission of extensively drug-resistant tuberculosis in rural South African district hospitals：an epidemiological modelling study. Lancet，2007，370（9597）：1500－1507.

［80］ Digital health for the end TB Strategy：an agenda for action.（WHO/HTM/TB/2015. 21）［Internet］. Geneva：World Health Organization，2015（http：// www. who. int/tb/areas-of-work/digital-health/Digital_health_EndTBstrategy. pdf，accessed 9 February 2017）.

［81］ 2012 The right to benefit from scientific progress and its applications（http：// www. ohchr. org/EN/Issues/CulturalRights/Pages/benefitfromscientificprogress. aspx，accessed 10 February 2017）.

［82］ HIFA，Universal Health Coverage and Human Rights（http：// www. hifa. org/about-hifa/hifa-universal-health-coverage-and-human-rights，accessed 10 February 2017）；cf.（http：// www. nyls. edu/documents/institute_for_information_law_and_policy/access_to_health_information/access-to-health-information-white-paper. pdf，accessed 25 February 2017）.

［83］ Goodman K W. Ethics，medicine，and information technology：intelligent machines and the transformation of health care. Cambridge：Cambridge University Press，2016.

［84］ International ethical guidelines for health-related research involving humans. Fourth edition. Geneva. Council for International Organizations of Medical Sciences（CIOMS），2016（http：// cioms. ch/ethical-guidelines-2016/WEB-CIOMS-EthicalGuidelines. pdf，accessed 6　March 2017）.

［85］ Declaration of Helsinki. Ethical principles for medical research involving human subjects. World Medical Association，2013（http：// www. wma. net/en/30publications/10policies/b3/17c. pdf，accessed 8 February 2017）.

［86］ Ethical considerations in biomedical HIV prevention trials.［Additional guidance points added in 2012］. UNAIDS/WHO guidance document. Geneva：Joint United Nations Programme on HIV/AIDS，2012（http：// www. unaids. org/sites/default/files/media_asset/jc1399_ethical_considerations_en_0. pdf，accessed 8 February 2017）.

［87］ Updated guidelines for evaluating public health surveillance systems. Recommendations from the Guidelines Working Group. Morbidity and Mortality Weekly Report（MMWR），2001，50（RR13）：1－35（http：// www. cdc. gov/mmwr/preview/mmwrhtml/rr5013a1. htm，accessed 8 February 2017）.

［88］ Guidelines for defining public health research and public health non-research. Atlanta：United States Centers for Disease Control and Prevention，1999（https：// www. cdc. gov/od/science/integrity/docs/defining-public-health-research-non-research-1999. pdf，accessed 8 February 2017）.

［89］ Good participatory practice. Guidelines for TB drug trials. Critical Path to TB Drug Regimens，2012（http：// www. cptrinitiative. org/downloads/resources/GPP-TB％ 20 Oct1％202012％20FINAL. pdf，accessed 26 February 2017）.

［90］ Guidance on managing ethical issues in infectious disease outbreaks. Geneva：World Health Organization，2016（http：// apps. who. int/iris/bitstream/10665/250580/1/9789241549837-eng. pdf，accessed 8 February 2017）.

［91］ Dye C，Bartolomeos K，Moorthy V，Kieny M P. Data sharing in public health emergencies：a call to researchers.［Editorial］. Bull World Health Organ，2016，94（3）：158（http：// www. who. int/bulletin/volumes/94/3/16－170860. pdf，accessed 8

February 2017).

[92] Global TB Report 2016. Geneva: World Health Organization, 2016 (http: // apps. who. int/ iris/bitstream/10665/250441/1/9789241565394-eng. pdf, accessed 8 February 2017).

[93] Bauchner H, Golub R M, Fontanarosa P B. Data sharing: an ethical and scientific imperative. JAMA, 2016, Mar 22 - 29, 315(12): 1237 - 9. doi: 10. 1001/jama. 2016. 2420.

[94] WHO Guidelines on ethical issues in public health surveillance. Geneva: World Health Organization, 2017(forthcoming).

[95] Developing global norms for sharing data and results during public health emergencies. Geneva: World Health Organization (http: // www. who. int/medicines/ebola-treatment/ data-sharing_phe/en/, accessed 8 February 2017).

[96] Overlapping publications. International Committee of Medical Journal Editors (www. icmje. org/recommendations/browse/publishing-and-editorial-issues/overlapping-publications. html, accessed 23 July 2016).

参考书目

Basic Principles for the Treatment of Prisoners. Adopted and proclaimed by General Assembly resolution 45/111 of 14 December 1990. United Nations; 1990 (http: // www2. ohchr. org/ english/law/basicprinciples. htm, accessed September 2012).

Chaves F, Dronda F, Cave M D, Alonso-Sanz M, Gonzalez-Lopez A, Eisenach KD. A longitudinal study of transmission of tuberculosis in a large prison population. Am J Respir Crit Care Med, 1997, 155: 719 - 725.

Convention against Torture and Other Cruel, Inhuman or Degrading Treatment or Punishment. Adopted and opened for signature, ratification and accession by General Assembly resolution 39/46 of 10 December 1984; entry into force 26 June 1987, in accordance with article 27(1). United Nations, 1984 (http: // www2. ohchr. org/english/ law/cat. htm, accessed December 2012).

Council of Europe 1993. Committee of Ministers. Recommendation No. R(93) 6 of the Committee of Ministers to member states concerning prison and criminological aspects of the control of transmissible diseases including AIDS and related health problems in prison (adopted by the Committee of Ministers on 18 October 1993, at the 500th meeting of the Ministers' Deputies) (http: // www. prison. eu. org/article. php3? id_article=2946, accessed 30 January 2008).

Council of Europe. 1950. The European Convention on Human Rights. (http: // www. hri. org/docs/ECHR50. html, German translation: http: // www. echr. coe. int/NR/rdonlyres/ F45A65CD - 38BE - 4FF7 - 8284 - EE6C2BE36FB7/0/Convention_DEU. pdf, accessed 20 June 2012).

Council of Europe. 1987a. Council of Europe. Committee of Ministers. European prison rules. Recommendation No. R(87) 3. Adopted by the Committee of Ministers of the Council of Europe on 12 February 1987 (http: // www. uncjin. org/Laws/prisrul. htm, accessed 30 June 2007).

Council of Europe. 1987b. European Convention for the Prevention of Torture and Inhuman or Degrading Treatment or Punishment (http: // conventions. coe. int/Treaty/Commun/ QueVoulezVous. asp? NT＝126&CL＝ENG, German translation: http: // www. cpt. coe. int/lang/deu/deu-convention. pdf, accessed 20 June 2012).

Council of Europe. 1998. Committee of Ministers Rec(1998)7 on the ethical and organisational aspects of health care in prison(https: // wcd. coe. int/ViewDoc. jsp? id＝473743, accessed 15 September 2015).

CPT. 1993. European Committee for the Prevention of Torture and Inhuman or Degrading Treatment or Punishment(CPT). Third general report 1993: (http: // www. cpt. coe. int/ en/annual/rep-03. htm, accessed December 1, 2012); see also in: The CPT standards "Substantive" sections of the CPT's General Reports(2004)(http: // www. cpt. coe. int/en/ documents/eng-standards-scr. pdf, accessed 30 January 2008).

Cuadra CB. Right of access to health care for undocumented migrants in EU: a comparative study of national policies. Eur J Public Health, 2012, 22: 267 – 271.

Denholm JT, Matteelli A, Reis A. Latent tuberculous infection: ethical considerations in formulating public health policy. Int J Tuberc Lung Dis, 2015, 19(2): 137 – 140.

Guidance for national tuberculosis programmes on the management of tuberculosis in children. 2nd edition. Geneva: World Health Organization, 2013(http: // apps. who. int/iris/ bitstream/10665/112360/1/9789241548748_eng. pdf, accessed 7 February 2017).

Guidelines for control of tuberculosis in prisons. Tuberculosis Coalition For Technical Assistance And International Committee of the Red Cross, 2009(pdf. usaid. gov/pdf_docs/ Pnadp462. pdf, accessed 7 November 2015).

Guidelines on the management of latent tuberculosis infection. Geneva, Switzerland: World Health Organization, 2015.

Kraemer J D, Cabrera O A, Singh J A, Depp T B, Gostin L O. Public health measures to control tuberculosis in low-income countries: ethics and human rights considerations. Int J Tuberc Lung Dis, 2011, 15 Suppl 2: S19 – 24.

Larouze B, Ventura M, Sanchez A R, Diuana V. Tuberculosis in Brazilian prisons: responsibility of the state and double punishment for the inmates. Cad. Saude Publica, 2015, 31: 1127 – 1130.

Lee v Minister of Correctional Services(CCT 20/12) ［2012］ ZACC 30; 2013(2) BCLR 129 (CC); 2013(2) SA 144(CC); 2013(1) SACR 213(CC). South Africa: Constitutional Court (11 December 2012) (http: // www. saflii. org/za/cases/ZACC/2012/30. html, accessed 7 February 2017).

Lönnroth K, Castro K G, Chakaya J M, Chauhan L S, Floyd K, Glaziou P, et al. Tuberculosis control and elimination 2010—50: cure, care, and social development. Lancet, 2010, 375 (9728): 1814 – 1829.

Luis Figo and the world tuberculosis cup. Geneva: World Health Organization, 2008(http: // apps. who. int/iris/bitstream/10665/69910/1/WHO _ HTM _ STB _ 2008. 48 _ eng. pdf, accessed 8 February 2017).

Norredam M, Mygind A, Krasnik A. Access to health care for asylum seekers in the European Union-a comparative study of country policies. Eur J Public Health, 2006, 16: 286 – 290.

Prevention and control of multidrug-resistant tuberculosis and extensively drug-resistant tuberculosis. World Health Assembly Resolution WHA 62. 15. In: Sixty-second World Health Assembly. Volume 1. Resolutions and decisions, and annexes. Geneva: World Health

Organization,2009(WHA62/2009/REC/1).

Principles of medical ethics relevant to the role of health personnel. Adopted by General Assembly resolution 37/194 of 18 December 1982. United Nations,1982(http: // www2. ohchr. org/english/law/medicalethics. htm,accessed 30 November 2012).

Reyes H,Coninx R. Pitfalls of tuberculosis programmes in prisons. BMJ 1997,315:1447 - 1450.

Reyes H. Pitfalls of TB management in prisons,revisited. Int J Prisoner Health,2007,3(1): 43 -67.

Ritter C,Elger B S. Prevalence of positive tuberculosis skin tests during 5 years of screening in a Swiss remand prison. Int J Tuberc Lung Dis,2012,16:65 - 69.

Sanchez A,Gerhardt G,Natal S,Capone D,Espinola A,Costa W,et al. Prevalence of pulmonary tuberculosis and comparative evaluation of screening strategies in a Brazilian prison. Int J Tuberc Lung Dis,2005,9:633 - 639.

Seddon J A,Jenkins H E,Liu L,Cohen T,Black R E,Vos T,et al. Counting children with tuberculosis:why numbers matter. [Review]. Int J Tuberc Lung Dis,2015 Dec,19 Suppl 1:9 - 16.

Singh J A,Upshur R,Padayatchi N. XDR - TB in South Africa:no time for denial or complacency. PLoS Med 2007;4(1):e50(http: // journals. plos. org/plosmedicine/article? id=10. 1371/journal. pmed. 0040050,accessed 8 February 2017).

The Stop TB Strategy. Building on and enhancing DOTS to meet the TB- related Millennium Development Goals. Geneva:World Health Organization,2006(http: // whqlibdoc. who. int/hq/ 2006/WHO_HTM_STB_2006. 368_eng. pdf,accessed 8 February 2017).

The world health report 2008. Primary health care:now more than ever. Chapter 3. Primary care:putting people first. Geneva:World Health Organization,2008 (http: // whqlibdoc. who. int/whr/2008/9789241563734_eng. pdf,accessed 8 February 2017).

Thorn P. Overcoming tuberculosis:A handbook for patients. Geneva:Stop TB Partnership, 2007 (http: // www. stoptb. org/assets/documents/resources/publications/acsm/ overcomingTB. pdf,accessed 8 February 2017).

Thorn P. TB tips:advice for people with tuberculosis. Geneva:Stop TB Partnership, 2007 (http: // www. stoptb. org/assets/documents/resources/publications/acsm/tb%20tips%20 for%20web. pdf,accessed 8 February 2017).

United Nations Economic and Social Council. Committee on Economic,Social,and Cultural Rights,22nd Session,25 April—12 May 2000,General Comment No. 14:The right to the highest attainable standard of health,paragraph 31.

United Nations Economic and Social Council. Siracusa principles on the limitation and derogation of provisions in the International Covenant on Civil Political Rights. Annex. Geneva:UN Commission on Human Rights,1984(http: // www. unhcr. org/refworld/docid/ 4672bc122. html,accessed 8 February 2017).

Upshur R,Singh J,Ford N. Apocalypse or redemption:responding to extensively drug-resistant tuberculosis. Bull World Health Organ,2009,87:481 - 483(http: // www. who. int/bulletin/ volumes/87/6/08 - 051698/en/,accessed 8 February 2017).

WMA Declaration of Edinburgh on Prison Conditions and the Spread of Tuberculosis and Other Communicable Diseases. Adopted by the 52nd WMA General Assembly,Edinburgh,Scotland, October 2000 and revised by the 62nd WMA General Assembly,Montevideo,Uruguay: October 2011.

与媒介传染病相关的伦理问题
ETHICAL ISSUES ASSOCIATED WITH VECTOR-BORNE DISEASES

建议引文格式：Ethical issues associated with vector-borne diseases. Report of a WHO scoping meeting，Geneva，23~24 February 2017. Geneva：World Health Organization；2017. Licence：CC BY - NC - SA 3.0 IGO.

设计和排版：WHO 被忽视的热带病部的 Patrick Tissot。

有关所有文件的最新版本，请参阅 WHO 被忽视的热带病网站（www.who.int/ected_diseases/en）。

WHO 研讨会会议报告，日内瓦，2017 年 7 月 23 日至 24 日

致谢

2017 年 2 月 23、24 日，世界卫生组织（WHO）在瑞士日内瓦召开研讨会，讨论与媒介传染病相关的伦理问题。这次会议由全球卫生伦理团队的协调员 Abha Saxena 和技术总监 Andreas Reis 组织，在研究、伦理和知识管理部研究协调员 Vasee Moorthy，以及 WHO 总部卫生系统和创新、组织、证据、信息和研究部主任 Ties Boerma 的全面指导下，与被忽视的热带病、艾滋病、结核病、疟疾，以及被忽视的热带病组的媒介和生态管理部协调员 Raman Velayudhan 联合筹办。WHO 感谢为本报告（附录）作出贡献的专家小组，特别是蒙纳士大学生物伦理中心（WHO 生物伦理合作中心）主任 Michael Selgelid，感谢他对本项目从提出概念到实现方面的主要贡献。

特别感谢 Euzebiusz Jamrozik，作为大会报告起草人，编写了本报告的第一份草稿。所有专家都应邀对草案发表了意见。在此特别感谢下列专家做出了实质性贡献：Florencia Luna、Cheryl Cox Macpherson、Lee Ching Ng、Ron Rosenberg、Michael Selg。

感谢 Patrik Hummel 作为 WHO 全球卫生伦理部的顾问，对会议的支持、概念说明的编写以及与受邀专家的沟通。没有寨卡病毒工作组的支持，这次会议是不可能召开的。会议的部分经费来源于美国国际开发署（USAID）用以应对寨卡病毒病疫情的资金，在此特别感谢。

目录

内容简介 ……………………………………………………………… 115

Ⅰ 概述 ……………………………………………………………… 116

Ⅱ 背景 ……………………………………………………………… 117

   1. 媒介、负担和传播 ………………………………………… 117

   2. 界定伦理问题 ……………………………………………… 120

Ⅲ 健康的环境和社会决定因素 ……………………………………… 122

   1. 性别 ………………………………………………………… 122

   2. 妊娠 ………………………………………………………… 123

   3. 儿童 ………………………………………………………… 126

   4. 环境和气候变化 …………………………………………… 126

Ⅳ 现场经验 ………………………………………………………… 127

   1. 布基纳法索 ………………………………………………… 127

   2. 柬埔寨 ……………………………………………………… 128

   3. 新加坡 ……………………………………………………… 129

Ⅴ 与社区的互动 …………………………………………………… 130

Ⅵ 媒介控制 ………………………………………………………… 131

   1. 媒介控制与消除 …………………………………………… 131

   2. 媒介防制措施 ……………………………………………… 131

   3. 人工诱捕法 ………………………………………………… 135

Ⅶ 预防、治疗和研究 ……………………………………………… 136

   1. 疟疾的预防和治疗 ………………………………………… 136

   2. 伊蚊传播疾病的研究重点 ………………………………… 136

   3. WHO研究与发展观测网站 ……………………………… 137

   4. 人类挑战性研究 …………………………………………… 139

   5. 媒介控制新技术 …………………………………………… 139

Ⅷ 结论及下一步工作 ……………………………………………… 141

参考文献 ·· 142

附录 与会者名单 ·· 145

内容简介

　　媒介传染病(VBDs)与沉重的负担有关,特别是在贫困和弱势的社区。通过媒介传播的方式要求进行特定的公共卫生干预,因而产生了独特的伦理问题。尽管与VBDs相关的伦理问题日益重要,但以前并没有对其进行过全面探讨。

　　许多VBDs是典型的"被忽视的疾病"。这在伦理上是有问题的,因为当研究和控制活动的投入与疾病负担不成比例时,可能会产生本可以避免的伤害(特别是对穷人),以及不能达到预测和防范流行病的目的(最近寨卡病毒感染和黄热病暴发期间我们所观察到的便是如此)。

　　更普遍的是VBDs负担分配不均,穷人、孕妇和儿童往往面临更大的风险。就VBDs的社会决定因素而言,这种脆弱性还受到环境因素的影响。气候变化增加了最贫困人群的VBDs负担,从而进一步加剧了现有的全球性不公平。

　　恰当决策需要明确考虑的常常不仅是科学问题,还有伦理问题。然而,VBDs控制和研究中出现的伦理问题以前没有得到分析,这些分析是进一步改进公共卫生规划所必需的,WHO成员国在这方面也缺乏具体指导。

　　2017年2月23日至24日,WHO举行的研讨会,讨论了与VBDs相关的伦理问题。会议上,超过25名国际和WHO专家讨论了突出的伦理问题和未来指南的主要特点。他们提出了与VBDs相关的伦理问题,特别强调了环境和社会的健康决定因素、媒介控制伦理(包括新技术)、监测和研究中的伦理以及大规模公共卫生干预伦理。

　　这些主题构成一个项目的基础,该项目将更全面地确定和分析与VBDs相关的伦理问题,最终目标是在未来两年内制定出相关的WHO指南。

I 概述

媒介传播疾病(VBDs)是全球发病和死亡的重要原因。全球超过一半的人口处于 VBDs 的威胁之中,而 VBDs 负担又不成比例地落在最贫穷和最弱势的个人和人群身上[1]。因此,贫困与 VBDs 的发生密切相关,贫困与疾病的循环往往没有止境[2-3]。许多健康不良的社会决定因素集中在 VBDs 负担高的人群中,为这些被忽视的疾病而改善公共卫生干预措施[2]可以促进全球卫生公平。像穷人的其他健康问题一样,许多 VBDs 被忽视了几十年,监测、研究和控制资金不足,最近寨卡病毒感染和黄热病暴发造成的严重健康后果就是例证。这些紧急情况突出表明,迫切需要填补这些空白并执行旨在更公平地分配资源和卫生福利的全球卫生政策。

媒介对环境因素敏感。气候变化又增加了 VBDs 的负担,这对最弱势的群体产生了更大的影响,从而加剧了社会不公[4-7]。与此同时,最近的科学进展带来了新的媒介控制技术,包括转基因蚊子。因此,气候变化和新技术为在伦理上评估当前和未来的 VBDs 政策提供了额外的、新的理由。重要的优先事项应包括确保不加重疾病负担中的不平等,尽可能减轻风险,并确保公共卫生决策(可能影响大量人群)基于良好的管理和谨慎的风险效益评估。

在 VBDs 中,疟疾是全球最大的疾病负担。该疾病每年在 WHO 非洲地区造成 100 多万人死亡[8]。21 世纪初,在撒哈拉以南的非洲地区只有 2% 的有患疟疾风险的婴儿睡在经长效杀虫剂处理的蚊帐里,而这一数据到 2015 年则为68%。2000 年以来,增加对疟疾的资助和控制一直是全球卫生优先事项伦理重构的一部分。经过改进和加强防制措施,仅对疟疾的资助与控制就避免了大约6 亿人死亡[8]。然而,疟疾以及其他更被忽视的 VBDs 仍面临许多挑战。

VBDs 的特定定义反映了它们媒介传播的特征,因此其流行病学特征受到媒介因素以及宿主因素的影响。这为疾病控制提供了其他传染病所没有的机会,并提出了与媒介控制有关的特有的伦理问题,因此是 VBDs 所独有的。这些独特的问题包括强制的或授权的媒介控制伦理、杀虫剂的使用(比如媒介对杀虫剂的抗药性日益增强),以及对新的媒介控制技术的研究和/或部署。其他一些重要的、却未得到充分研究的伦理问题虽然并非 VBDs 所独有,但在此背景下也显得很重要,包括健康的环境和社会决定因素对司法的影响、筛查和疫苗接种、治疗无症状感染、全人群服药策略与抗生素的耐药性,和研究方面的伦理问题,比如人类挑战研究(故意让志愿者感染病毒的研究)以及对孕妇和儿童进行研究的必要性。最近的疫情表明,现在是在伦理上更加关注所有这些问题的时候了。

鉴于各种各样的问题以及以往对 VBDs 相关伦理问题的关注不足,WHO 全球卫生伦理部于 2017 年 2 月 23 日至 24 日在日内瓦组织了一次研讨会,从多个学科和背景的视角,收集了与 VBDs 相关的基本上未经探索的伦理问题。会议汇集了 WHO 主要的 VBDs 利益相关者——媒介控制、母婴健康、生态和气候变化、研究和疫苗开发、疾病暴发的沟通,以及独立的外部专家(附录)。被选中的外部专家在媒介生物学、疾病控制和/或在传染病伦理的技术方面都有所贡献。该项目的最终目标是在两年内编写一份指南文件,对 VBDs 预防和控制引发的伦理问题进行第一次全面分析。

会议第 1 天介绍和讨论了关于 VBDs 的生物学、流行病学和防制措施的背景信息,及其如何引起重要的伦理考虑。与会者集中讨论了 VBDs 背景下健康的社会和环境决定因素的伦理影响,还讨论了性别、妊娠和儿童以及气候变化的影响在 VBDs 流行病学和对其控制中的作用。此外,还通过介绍监测和控制 VBDs 的实地经验对这些伦理考虑进行了补充。初步讨论涉及几个交叉问题,包括社区参与、风险的沟通和易感性,以及研究、监测和控制方面的重要差距。

会议第 2 天介绍和讨论了涉及媒介控制、监测和研究重点、VBDs 研究方法和新的媒介控制技术中的伦理问题。在标准媒介控制中提出的伦理问题包括获得的公平性、媒介耐药性、疾病反弹的风险、媒介消除,以及在特定情况下(例如疫苗接种、全人群服药策略和抗生素耐药性)个人和社区各级的利益和风险之间的潜在冲突。在监测和研究伦理中讨论的问题包括人工诱捕方法、人类挑战研究,以及应对重大差距以维持和增加疾病控制的益处。对新的媒介控制技术进行了综述,并就未来部署的治理和决策问题进行了初步讨论。

Ⅱ 背景

1. 媒介、负担和传播

尽管数十亿人面临 VBDs 的风险,但由于多种原因如贫困、难以获得高质量住房和卫生设施,以及在农村居住(尽管伊蚊等城市媒介也日益严重),造成自身弱势的人所面临的风险更大。虽然媒介通常在人与人或动物与人之间进行短距离疾病传播,但全球旅行的范围和速度在广泛传播 VBDs 中发挥着越来越重要的作用。受感染人员的长途旅行和受感染媒介的意外转运可增加国际间的流行,最近塞卡病毒感染和黄热病的暴发就是证明。

制订有效的防制措施需要了解人类 VBDs 的流行病学变化。影响 VBDs 传播模式的因素有——VBDs 的生物学和进化史、媒介的行为和气候敏感性、人类的风险和行为。

VBDs 与多种生物门相关(表 3-1)。VBDs 病原体具有复杂的生命周期,涉及人、媒介和某些情况下的中间动物宿主。随着人类定居点的扩展,许多 VBDs 病原体从人畜共患病进化而来,而这一进化史构成了 VBDs 复杂的生命周期和传播模式的基础,例如人类的黄热病疫情遵循其病原体在猴子种群中的生命周期。因此,当代环境和社会经济变化(土地利用、农业扩张和气候等)可能增加 VBDs 在动物和人类之间传播的可能性(溢出效应),例如,通过改变自然动物宿主之间的传播动态、疫区的面积以及人和动物互动的类型和频率。这些现象需要多部门监测,包括加强家畜和野生动物监测,加强与公共卫生机构的部门间协调,以促进对人类流行病的预测。

表 3-1　按生物分类的媒介传播疾病

Virus 病毒	Bacteria 细菌	Parasite 寄生虫
Dengue 登革热	Plague 鼠疫	Malaria 疟疾
Yellow fever 黄热病	Rickettsiosis 立克次体病	Chagas disease 恰加斯病
Zika 塞卡	Borreliosis 螺旋体病	Dracunculiasis(guinea-worm disease)麦地那龙线虫病(几内亚蠕虫病)
Chikungunya 基孔肯亚雅热	Tularaemia 土拉菌血症	Lymphatic filariasis 淋巴丝虫病
Japanese encephalitis 流行性乙型脑炎	Evaluate contamination effects 评估污染影响	Leishmaniasis 利什曼病
Crimean-Congo haemorrhagic fever 克里米亚-刚果出血热	Assess blinding 评估致盲	Onchocerciasis(river blindness)盘尾丝虫病(河盲症)
Rift Valley fever 裂谷热		Schistosomiasis 血吸虫病

Virus 病毒	Bacteria 细菌	Parasite 寄生虫
Sandfly fever (phlebotomus fever)白蛉热		Human African trypanosomiasis(sleeping sickness)非洲人类锥虫病(昏睡症)
West Nile fever 西尼罗河热		
Tick-borne encephalitis 森林脑炎		

虽然与会者也讨论了非节肢动物传播的病原体(如血吸虫病)可能会引发类似的伦理问题,但是吸血节肢动物依旧是主要的传播媒介(表3－2)。蚊子对温度和降雨等环境因素极为敏感,可传播约80%的人类媒介传播疾病。因此,环境变化及其对农业生产所产生的影响都会影响 VBDs 的传播。疾病控制由于媒介行为而变得复杂,例如伊蚊经长期进化而适应了在人工容器中繁殖,最近为应对防制措施而改变了叮咬时间。

表3－2　主要媒介传播疾病及其媒介

Disease 疾病	Main vector 主要的媒介
Malaria 疟疾	Anopheles mosquitoes 按蚊
Arboviruses：dengue, yellow fever, chikungunya, Zika 虫媒病毒：登革热、黄热病、基孔肯雅热、寨卡病毒、日本脑炎	Aedes mosquitoes 伊蚊
Japanese encephalitis 日本脑炎	Culex mosquitoes 库蚊
Lymphatic filariasis 淋巴丝虫病	Various mosquitoes 各种蚊子
Rift Valley fever 裂谷热	Aedes mosquitoes 伊蚊
West Nile fever 西尼罗河热	Culex mosquitoes 库蚊
Leishmaniasis 利什曼病	Sandflies 白蛉
Onchocerciasis(viver blindness)盘尾丝虫病(河盲症)	Black flies 黑蝇
Human African trypanosomiasis(sleeping sickness)非洲人类锥虫病(昏睡病)	Tsetse flies 舌蝇
Sandfly fever(phlebotomus ferer)白蛉热(静脉抽血热)	Sandflies 白蛉
Dracunculiasis(guinea-worm disease)麦地那龙线虫病(几内亚蠕虫病)	Water fleas 水蚤
Chagas disease 恰加斯病	Triatomine bugs 锥蝽臭虫
Crimean-Congo haemorrhagic fever 克里米亚—刚果出血热	Ticks 蜱虫
Tick-borne encephalitis 森林脑炎	Ticks 蜱虫

Disease 疾病	Main vector 主要的媒介
Borreliosis(Lyme disease)螺旋体病(莱姆病)	Ticks 蜱虫
Schistosomiasis 血吸虫病	Frexhwater snails 淡水螺
Plague 鼠疫	Fleas 跳蚤
Tularaemia 土拉杆菌病	Ticks，deer flies 蜱虫、鹿蝇
Scrub typhus 恙虫病	Mites 恙螨

因此，VBDs的流行病学和防制措施取决于该媒介传播的途径主要是人传人(如疟疾和登革热)，还仅仅是动物传人(如裂谷热和西尼罗河热)，以及无症状感染的发生率。许多VBDs中无症状感染的高患病率引发了明显的伦理问题。例如，许多虫媒病毒感染病例，包括寨卡病毒病(约80%无症状)、黄热病和登革热，只产生轻微症状或无症状。但必需要认识到，即使没有或症状轻微的感染也可能导致疾病传播，从而对他人造成风险。

更好地理解动物、人类、媒介和环境之间复杂的相互作用已经帮助改进了媒介控制策略，但仍存在许多挑战(例1)。

例1 ▎ 控制媒介传播疾病的挑战

• 获取(现有)防制措施的缺口；

• 尚未开发有效的疫苗和/或治疗方法；

• 已经开发出有效的疫苗和/或治疗方法，但生产和供应不足；

• 病原体对治疗的耐药性；

• 媒介对杀虫剂的抗性；

• 无症状感染的流行推动了传播；

• 难以预测新媒介传播疾病的出现(如人畜共患病)和/或其地理传播(如由于全球化和/或环境变化)。

2. 界定伦理问题

因为病原体是由第三方(即媒介)在人与人之间传播的，而且媒介防制措施独特，比如使用新技术，所以VBDs引发了独特的伦理问题。VBDs是伦理分析的一个特别重要的主题，因为它们会引发严重后果——巨大的疾病负担、潜在的国际传播(无论媒介在哪里)和导致疾病暴发的高无症状感染率。与其他传染病一样,VBDs与贫困以及健康的环境和社会决定因素密切相关,引发了全球卫生不公平问题。

与会者一致认为,会议范围以及未来VBDs的伦理指南应该既包括必要的和/或独特的与VBDs相关的伦理问题,也包括那些在VBDs中很突出,但不一定是,或仅仅是由VBDs引发的伦理问题。他们承认,一些伦理考虑可能只针对某个特定的VBD,而另一些可能适用于普遍的VBDs。

例2 | 媒介传播疾病的伦理重要性

严重后果或危害:

- 沉重的疾病负担;
- 国际传播和突发公共卫生事件;
- 高昂的经济成本和对经济发展的影响;
- 大量无症状携带者。

正义的问题:

- 不公平的负担(对弱势群体的影响不成比例);
- 健康社会决定因素的伦理含义;
- 在获得治疗和防制措施方面的不公平;
- 社区干预的利益和负担分配不均;
- 相对于疾病负担而言,研究资源少得不成比例。

媒介传染病特有的伦理问题:

- 媒介监测、控制和伦理研究;
- 媒介控制新技术。

许多针对VBDs的干预措施,从长效杀虫蚊帐、消灭国内媒介滋生地到全人群服药策略,都是通过减少疾病传播,让个人受益。因此,除了集中的公共卫生干预措施之外,VBDs防制措施想要达到人群水平收益往往需要许多社区成员采取集体行动。预防和媒介防制措施应该从伦理道德上激发集体责任,以防止伤害和实现公共卫生利益。预防和控制VBDs的集体行动的最终收益很可能首先集中分配给最弱势群体,如孕妇和婴儿。这种模式类似于其他疫苗可预防的疾病,弱势群体可能从人群免疫中获益最多。卫生收益的社会分配为在社区一级进行干预提供了伦理的道德理由,以减少 VBDs 对弱势群体的危害。

VBDs 所特有的干预措施引发的独特伦理问题是重要的论题,但以前没有任何文件全面涵盖与媒介控制有关的伦理问题。控制 VBDs 的新技术(如转基因蚊子)引发了新的伦理问题。虽然适用于这类技术的管理机制可能与应用于其他地方的管理机制类似(例如,更普遍涉及生物转基因),但是媒介转基因潜在的重大的地理上的广泛影响仍值得特别注意。

Ⅲ 健康的环境和社会决定因素

1. 性别

了解性别问题对 VBDs 风险的影响需要的不仅仅是对女性和男性疾病负担的汇总统计。通过"性别视角"分析 VBDs 发病率、患病率和控制情况可以帮助改进政策和规划。通过识别障碍获取和控制有关资源,性别分析可以帮助发现有助于促进公平的解决办法。

"性别角色准则"(或"哈佛分析准则")是一种有效的方法,曾在加纳人口健康调查中有效地应用于疟疾发病率的分析,现在正应用于血吸虫病和裂谷热的分析。该准则由三部分组成(例 3),就社会经济活动、获取和控制以及影响疾病负担的其他因素这三个详细问题给出了答案,进而可以提供更详细的数据[9],以用于改进研究和控制的规划。对于某些 VBDs,公共卫生干预措施应根据其作用和暴露程度以不同的方式分别对应女性或男性。

例 3 | 实施媒介传播疾病的"性别角色准则"

干预的机会取决于社会角色。例如,患血吸虫病的风险与接触水和受感染的淡水蜗牛有关。因此,在许多社区,女性将面临更高的风险,特别是在主要由女性负责取水和洗衣的社区。向女性宣传接触水的危险,并向一般社区宣传在水源地上游排尿或排便的后果,可能有助于减轻疾病负担,但这些因素将取决于具体情况,需要采取有细微差别的办法。此外,随着环境因素和农业实践的改变,风险也将发生变化。在非洲撒哈拉以南地区,越来越多的女性参与农业劳动(往往是无偿的),并且越来越多地利用灌溉来对抗严重干旱,这意味着接触水的人员和环境相关的风险将随着时间的推移而演变。

组成

- 社会经济活动:"谁做什么、何时、何地、持续多久?"

- 获取和控制:"谁可获得资源(土地、设备、资金)和利益(教育、卫生、政治)? 谁能控制这些资源和利益?"

- 影响因素:"哪些政治、经济、文化和社会因素决定了社会经济活动、获取和控制方面的性别差异?"

举例

- 分析疟疾长效杀虫蚊帐的获取和控制,作为解决实施中差距的一种方法;

- 取水妇女患血吸虫病的风险;

- 职业接触受感染动物的男性患裂谷热的风险。

相反,裂谷热的风险主要是由蚊子传播或直接接触受感染动物的血液造成的。由于这种情况下的职业危险群体由男性占主导地位,例如牧人、农民、屠夫和兽医,"性别角色准则"也可能有助于改进对男性的教育和防制措施规划。

2. 妊娠

2015 年至 2016 年,以巴西为中心的寨卡病毒疫情突发公共卫生事件引发了国际社会的关注,突显了女性生殖自由的伦理重要性,尤其是那些在妊娠期间感染了被忽视的 VBDs 的女性。弱势是许多健康问题的社会决定因素(例如贫困、营养不良和缺乏获得卫生保健的机会)的产物,在贫困社区,育龄受感染妇女是一个特殊的多因素导致弱势的例子。

寨卡病毒感染不是唯一在这些社区内流行的 VBDs。孕妇、胎儿以及婴幼儿也是其他蚊媒疾病的主要危险人群,如疟疾和登革热(表 3-3)。目前迫切需要更多的研究来阐明这些疾病和妊娠之间的复杂的相互作用(包括多个病原体合并感染),以及妇女和她们孩子感染的全部后果。

表 3-3　妊娠和媒介传播疾病

媒介传染病对妊娠的影响	举例
患严重疾病的风险更高	妊娠期间的严重或致命疟疾
与妊娠相关的发病率和死亡率增加	疟疾加重妊娠贫血
不良妊娠结局增加	登革热导致低出生体重或流产
母婴传播	基孔肯雅热
先天性感染	先天性寨卡病毒综合征、先天性西尼罗河病毒综合征
妊娠期相对免疫抑制,易导致慢性感染	血吸虫病
孕妇感染性病	考虑对感染寨卡病毒的妇女进行伴侣筛查和屏障法避孕
由于缺乏安全数据,妊娠期未使用有效的治疗方法	妊娠期新型抗疟药物安全性研究不足

　　会议期间,WHO 母婴健康和预防不安全堕胎小组就保护母亲和孩子的重要性发表了意见,为改善在孕期和围产期获得媒介防制措施(如长效杀虫蚊帐)和治疗提供了更强有力的伦理依据。众所周知,一些干预措施具有重大的、直接的好处,例如对妊娠期疟疾的全人群服药策略,但应更密切地监测这些政策的长期结果,因为耐药性是一个日益严重的问题。这一问题在孕期更为严重,因为长期以来,一直忽视了对孕妇的研究,导致新药在孕期的安全性和有效性未知。

　　出于类似的原因,许多 VBDs 在妊娠期间感染的后果是未知的。此外,对孕妇的研究需要及早确认怀孕,并普及在许多地区和人群中仍然缺乏的产前保健。与会者一致认为,有充分理由扩大产前保健的可及性,并对孕妇进行更多的、安全的、合乎伦理的研究,以弥补这些差距。

　　研究和开发寨卡病毒疫苗的伦理必要性凸显了这种努力的重要性(例4)[10]。由于先天性寨卡病毒综合征是寨卡病毒感染最严重的后果,因此疫苗研究尤其应该着眼于降低孕妇感染的风险,不过这存在一个重大挑战,即女性在意识到自己怀孕之前可能已经感染了寨卡病毒。

例 4 | 研究预防寨卡病毒妊娠感染疫苗的主要伦理责任

组成

• 开发一种疫苗,最理想的是能保障孕期安全和/或保护孕妇的疫苗(例如,在育龄前为女孩接种疫苗);

• 在伦理监督下,允许孕妇和育龄妇女参加寨卡病毒疫苗的试验;

• 收集孕妇接种寨卡病毒疫苗的安全性数据(例如,孕妇在怀孕早期意外接种疫苗的数据),即使这些疫苗并非针对孕妇。

寨卡病毒疫情突出了在生殖自由和获得生殖卫生保健方面的重要政策空白,例如在拉丁美洲。为保护孕妇和她们的孩子,2016 年 4 月在华盛顿特区举行了一场关于寨卡病毒暴发引发的主要问题伦理指南商讨会,确定了一些伦理责任[11](表 3-4),并在会上得到广泛认可。例如,有强有力的伦理理由允许妇女在所有的生育相关选项中作出选择,并通过提供避孕和安全终止妊娠来避免不安全堕胎。更广泛地说,孕妇应优先获得有效干预措施。由于需要孕妇参与研究来回答关于 VBDs 的特别重要的科学问题,未来的指南必须阐明伦理委员会和研究人员如何促进孕妇在研究中的安全。

表 3-4 与寨卡病毒有关的突发公共卫生事件中确定的伦理责任

领域	举例
研究	为应急研究提供伦理监督的高标准 让社区参与以建立信任 将孕妇纳入研究的义务 有关研究的伦理的能力建设
公共卫生	在媒介控制、预防和治疗方面获得有效干预措施 监测和数据共享 清晰的风险沟通,更新迅速变化的科学知识
提供服务	普及避孕和生殖保健 便利的安全堕胎 促进知情决策
政府与社区	支持生育自由 支持妇女的选择 支持受感染儿童的父母和照料者

3. 儿童

婴幼儿是许多 VBDs 的重要危险群体,他们依赖父母和当地社区来满足一般需求,包括获得 VBDs 的预防和治疗。儿童对 VBDs 和其他健康问题易感,部分是因为他们的依赖性,部分是因为生理因素。与会者强调,儿童早期疾病或慢性感染可能对他们的成长产生重大的长期影响,而早期干预可以预防。因此,在道义上有必要让所有年龄和成长阶段的儿童获得预防和治疗,进行更多的研究以进一步改进这些干预措施,并采取更多的公共卫生干预措施,以减少健康发展的社会和环境障碍。

一些社会和环境的决定因素直接影响到儿童对 VBDs 的暴露和易感性。社会规范要求儿童晚上尽早就寝,但这可能使儿童比成人更容易接触到锥虫类媒介,并因此患上恰加斯病。另外,储水和废物管理方式会影响蚊子和其他媒介的滋生和暴露,孩子们在户外的不同地区或时间会影响他们暴露于蚊虫的机会。同样,儿童、他们的母亲及其照顾者属于最容易受到气候变化对媒介影响的群体。

先天性寨卡病毒综合征等媒介传播疾病和其他疾病可能会通过反复发作或立即发作破坏儿童的神经发育。与改善获得营养、社会服务、教育和卫生保健的干预措施一样,旨在减少与媒介接触的干预措施有助于履行改善神经发育条件的责任,并带来重大的长期利益。

与会者一致认为,决策不仅应针对当前的儿童,而且应针对未来几代人。尽管预测未来收益存在困难和不确定性,但还是应该通过基于证据的、社会敏感的手段积极实现可持续减少、消除和根除媒介和 VBDs 的长期目标。

4. 环境和气候变化

影响 VBDs 流行病学的广泛环境机制包括气候变化、生物多样性丧失、水文系统变化、城市化和沿海资源枯竭。预计气候变化将改变许多相关媒介的流行和地理分布,导致传播加剧、传播季节延长和/或一些疾病的重新出现。WHO 基于气候相关健康影响的一个预测是,2030 年至 2050 年间,每年有 25 万人因气候变化而死亡,其中 6 万人因疟疾而死[12]。另一个分析表明,到 2085 年,气候变化对伊蚊的影响将使全球登革热风险人群比例从 35% 增加到 50%～60%[13]。

中低收入国家的人口对气候变化的影响最小,但仍然最容易受到气候变化的影响,包括潜在增加的 VBDs 暴露[7,12]。这种不公平引起了深刻的伦理关注,因为未来 VBDs 的流行病学和其他气候敏感疾病可能会加剧,在健康和其他方面现有的严重的全球不公平现象。事实上,有关经济持续增长和健康进步的假设强烈地影响了对未来气候条件下过高死亡率的预测,而最弱势群体暴露于VBDs和气候相关危害的增加有可能反过来威胁这些假设[12]。

会议简要介绍了WHO热带病研究和培训特别项目中媒介、环境和社会部的有关工作。该部门的目标是促进研究、能力建立和发展合作,以加强社区获得经过改善的控制和干预措施,从而减轻最弱势人群的疾病负担(包括VBDs),它侧重于将研究成果转化为有益的公共卫生影响。该部门还管理和协调一项研究活动,其中包括关于气候变化和社会因素对疾病传播的影响这一领域至今仍是空白。这些项目的研究目的有:①确定当地社会生态系统的特征;②评估与各种暴露条件(气候变化和环境因素)以及脆弱性(健康的社会决定因素)有关的风险;③为更好地管理风险,制订出台政策和决策的实用准则、过程和工具;④建立非洲跨学科面向政策的研究能力。在这些主题与上面讨论的主题之间有希望的联系中,性别问题被纳入整个项目的主流,以便更好地了解性别动态,这些因素如何影响疾病的模式,并确保成功的控制措施。

在更广泛的政策层面,关于气候变化对VBDs的潜在不利影响,总体上伦理的优先考虑是:①获得气候变化对VBDs影响的进一步证据;②加速VBDs的预防控制和/或消除,以减少与气候变化有关的发病率。同样,在疾病负担未得到充分了解的地区改进监测工作,还有益于提高对未来流行病的防范和反应能力,从而可能避免重大危害。

加强社区和卫生系统的适应力和恢复力,促进减缓气候变化战略对保护人类健康至关重要。减少温室气体排放将对健康产生重要的共同利益,特别是考虑到空气污染每年造成的700万人死亡的全球健康风险[14-15]。

Ⅳ 现场经验

会议听取了布基纳法索(非洲区域)、柬埔寨(西太平洋区域)和新加坡(西太平洋区域)现场经验的详细介绍(摘要如下),并附带讨论了其他地方的经验,例如拉丁美洲的寨卡病毒感染。

1. 布基纳法索
控制疟疾、虫媒病毒疾病和被忽视的热带病方面的实际和伦理问题

本次报告关注本地 VBDs 控制中现有的问题。最近几十年，布基纳法索的公共卫生项目消除了盘尾丝虫病和非洲锥虫病。当前的挑战是 2016—2017 年黄热病流行和地方性 VBDs。

黄热病的流行表明，针对 VBDs 的疫苗接种不能完全取代媒介控制，除非疫苗非常有效，而且能够在危险人群中普及。最近在未接种疫苗的个体中发生的一些病例暴露了疫苗供应的缺点，而使用小剂量疫苗引起了长期效力不确定的问题。有人指出，《国际卫生条例（2005）》对黄热病疫苗接种的要求在边境口岸并未被完全执行，特别是在陆地边界。

使用第一种部分有效的抗疟疾疫苗也表明，尽管疫苗接种具有良好的潜在价值和成本效益，但它也只是许多 VBDs 控制手段中的一种。布基纳法索疟疾控制的主要措施是长效杀虫剂蚊帐和全人群服药策略。优先向孕妇和儿童等有疟疾风险的群体分发蚊帐，但在一些地区仍然存在获得机会不平等以及蚊帐使用不当的问题。社区参与的一个积极成果是蚊帐的颜色符合了当地文化，例如由于白色在当地与死亡仪式有关，绿色蚊帐提高了人们的接受度，这表明符合当地文化的公共卫生规划和社区参与可以提高媒介控制干预措施的覆盖率。

在布基纳法索，全人群服药策略被广泛使用以此达到多种目的，包括用于对妊娠期和婴儿期疟疾的间歇性预防治疗，以及用于对抗血吸虫病、淋巴丝虫病和盘尾丝虫病。全人群服药策略的困难在于药物的获取、依从性、假药、耐药性和对有效性的长期监测。虽然干预措施可以纳入产前保健，但一些弱势的孕妇可能只有很少的或根本没有产前保健，因而难以获得间歇性预防治疗。在研究环境中已经发现了对抗疟药物具有耐药性的基因突变，但这种检测尚未实际广泛用于监测。

控制其他 VBDs 的困难包括缺乏登革热诊断检测，从而导致在疟疾和登革热共同流行的地区对发热性疾病只能进行非特异性治疗。地方卫生部门遇到许多与伦理有关的政策问题，这些问题与在当地资源不足，大部分资源来自外部的情况下确定优先次序有关，比如应该优先预防还是治疗。

2. 柬埔寨

疫情调查中的伦理挑战

本次介绍的重点是疫情调查，柬埔寨为此成立了可随时调遣的公共卫生团队。鉴于 2016 年存在媒介蚊子和病毒感染的国际传播，应警惕监测当地寨卡病毒感染病例。在一个项目中同时处理疟疾和登革热，以便从这两种疾病交叉的蚊虫控制干预措施和其他控制 VBDs(主要是寄生虫病)的项目中获益。

会议对疫情调查的困难进行了广泛的讨论,指出寨卡病毒感染等备受瞩目的 VBDs 假阳性结果可能产生严重后果,不仅会造成公共卫生资源的浪费,还会对个人和社区造成污名化和经济损失,在某些情况下,甚至产生深远的政治影响。

与会者认为,在公共卫生活动的透明度与保护个人隐私和/或其卫生信息的保密性之间保持平衡可能是困难的。当个人感染对他人造成严重威胁时,这种平衡可能倾向于采取公共卫生措施以预防暴发,在此期间必须尽可能注意保护个人隐私。但是众所周知,这并不是总能实现的。公共卫生活动对隐私的任何不可避免的侵犯都应与其可能带来的公共卫生利益,以及采取其他替代性防制措施的可能性进行权衡。

鉴于在疫情暴发早期调查中可能出现假阳性结果,在开展全面干预之前,应谨慎确认任何疑似诊断和相关公共卫生风险。报告指出,寨卡病毒感染等疾病中存在大量无症状病例,这意味着在许多情况下,疑似指标病例可能只是众多病例中的一个,因此只针对一个人的干预可能既无效也不符合伦理。所以,在可能的疫情中使用的干预措施应该是对可能的风险、收益和成本仔细进行的技术和伦理权衡的结果。

3. 新加坡

将高质量登革热监测与公众参与相结合

几十年来,新加坡通过住房条件的改善、资源充足的监测和控制项目以及公众参与,在 VBDs 控制方面取得了显著进展。登革热控制是一个典型的例子,尽管有良好的媒介控制,但登革热疫情仍在持续。严格的登革热控制系统对控制基孔肯雅热和寨卡病毒感染同样有益。

新加坡雇用了大约 800 名蚊虫检查员,采用资源密集型的"搜索和消灭"方法,以确保全面参与媒介控制战略。有活跃蚊子滋生地的家庭非常罕见(约占 1%),因此检查人员必须"敲 100 扇门才能找到一个滋生地"。居所内可滋生媒介的业主会受到惩罚,当局有权在事先通知后检查房舍,包括在无人居住时。只有在罕见的情况下,比如当业主长时间不在家,且房屋周围有活跃的传播时,才需要这样做。

另一方面,在技术上,准确的诊断检测、病毒鉴定以及综合的公共卫生数据系统创造了高质量的监测,并已扩大为全年的,每两次疫情流行期间的预防措施,以及对疫情的预测战略。当预测疫情暴发的风险很高时,为使干预措施有更好的成本效益,应采取强化防制措施并尽早将暴发的风险告知公众,这样可能避免许多病例。

公众参与和公共卫生宣传已成为新加坡登革热运动的核心活动。宣传的重点是防止在家庭和社区滋生蚊子,长期目标是在大多数人群中养成习惯,促进公共卫生。在不久的将来,新加坡计划部署沃尔巴克氏体进行媒介控制(见第Ⅲ部分),并明确将这种措施作为适应气候变化总体政策的一部分。

Ⅴ　与社区的互动

在许多情况下,与社区和公众接触被认为是一个跨领域的问题。与会者听取了有关社区参与和风险沟通的方法,以及伦理问题的简报,包括在现代通信技术(即互联网和社交媒体)的某些背景下,这些问题是如何演变的。

与会者认为,受 VBDs 影响,人群有权了解公共卫生对策并参与所有阶段的决策,包括监测和早期检测的设计和实施、防范和遏制疫情暴发的政策、缓解疾病流行和连续疾病控制的策略。VBDs 的控制非常复杂,常有很大的不确定性。但是,这并不能免除尊重的伦理义务,以及与参与这些活动的社区成员进行明确沟通的伦理义务;也不能免除公共卫生机构为公众利益而实施经过精心设计的政策(例如大规模接种疫苗)的伦理义务。

在跨国疫情中,多个公共卫生行动者之间的国际协调对于适当和有效的干预至关重要。应对疫情应尽力提高国际社会公众参与,促进信任和鼓励数据共享,这两者都加强了全球监测和研究。在最近寨卡病毒感染和黄热病疫情暴发的背景下,简要讨论了疫情期间关于旅行和旅行禁令的伦理问题。当无症状感染的发生率很高时,旅行禁令不太可能长期阻止疾病的国际传播;此外,出于政治和经济原因,只有在国际磋商之后,才能谨慎使用旅行禁令。总的来说,正在考虑限制旅行或对旅行者进行强制隔离的决策者应该在个人自由行动的重要性,或者旅行禁令带来的直接和间接负担,以及相对于此类政策预期的好处之间权衡利弊。当对他人有重大威胁时(例如当一个感染者虽然没有发病,但携带媒介,他的到来可能引起一个国家的疾病暴发),可能才有初步的伦理理由限制个人自由。只有当这样做才能减少对他人的伤害,而且限制较少的措施不太可能充分有效的情况下,才可作此考虑。

随着现代通信技术的发展,一些人通过社交媒体等在线方式获取健康信息

（或错误信息）。虽然公共卫生机构可以很好地利用这些技术，但有些人可能仍然更喜欢和/或更信任面对面的口头交流，就像 2014—2015 年埃博拉病毒疫情期间的情况一样。这是具有宝贵价值的另一个领域。疫情暴发之前和期间获得的特定背景的社会文化信息。

Ⅵ　媒介控制

1. 媒介控制与消除

媒介传染病的公共卫生干预目标是根除、清除或控制媒介。在某些情况下，实现这些目标需要共同努力，通过使用杀虫剂或其他措施在当地或全球消灭媒介种群。历史上的例子包括 20 世纪在南美洲大片地区消灭了来自巴西的冈比亚按蚊和埃及伊蚊。最近，持续的行动成功地消灭了南美部分地区的查加斯媒介和非洲部分地区的盘尾丝虫媒介。与会者简要介绍了这些方案可能产生的生态后果，虽然并未被很好地论述，但有一些证据表明，其他种类的蚊子通常会取代那些已被消灭的蚊子。当新物种的媒介能力较弱或不是疾病的媒介时，这些方案便是有益的。事实上根除媒介传染病并不需要灭绝媒介。

会议提出的关于消灭媒介的重要伦理问题包括有必要实现特定的目标（例如减少、控制或消灭疾病），做出长期的政治承诺以确保持续的行动，以及在一个国家的消灭媒介战略可能影响或受到邻国政策影响时建立国际管理机制。监测媒介对杀虫剂的耐药性或媒介的再生很重要，以防止疾病负担可能出现反弹。

2. 媒介防制措施

最近 WHO 对全球媒介控制战略（2017—2030 年）进行了全面审查[16]，建议在控制 VBDs 方面实施媒介综合管理。该战略的目的是确保有效的、符合当地情况的、可持续的媒介控制，以减少 VBDs 的负担和威胁。媒介控制经常涉及使用杀虫剂（包括对付蜗牛媒介的软体动物杀虫剂），但其他方法也很重要（例如覆盖储水容器以防止媒介滋生）。

蚊子是全球媒介控制的主要目标，因为在每年超过 100 万的 VBDs 死亡中，大多数是由蚊子传播的疾病造成的[1,17]。媒介在从幼虫到成虫的整个生命周期中都可以成为干预目标，比如通过移除家庭储水容器，或在容器上放置蚊帐，在滋生地进行更大规模的环境干预，使用杀幼虫剂、杀虫剂、蚊帐以及采取潜在的新技术等措施(见第Ⅲ部分)。一项特定策略的总体效力通常取决于当地社区的接受程度,例如与当地习俗的兼容性。

在某些情况下,杀虫剂还有其他好处,因此可能会增加它们在社区中的接受度。例如,在家庭喷洒可残留的室内杀虫剂或使用经处理过的蚊帐可以减少疟疾、利什曼病、淋巴丝虫病和虫媒病毒病的媒介传播能力,附带的好处包括减少"讨厌的昆虫",例如头虱、蜱、臭虫和蟑螂。强调这些好处可能提高社区对室内杀虫剂残留喷洒的接受度,因为"社区疲劳"是持续媒介控制的一个难题(例5)。然而人们担心,类似的方法在户外喷洒可能杀死蜜蜂之类的益虫,在某些情况下可能会减少生物多样性,授粉和粮食产量。

例5 | 对标准媒介防制措施的挑战

蚊帐和经长效杀虫剂处理的蚊帐:

- 可持续性
- 适合睡眠环境(用于丛林疟疾的吊床蚊帐或毯子)
- 叮咬时间(睡前或睡后)
- 杀虫剂的耐药性

喷洒可残留的室内杀虫剂:

- 对户外叮咬没有效果
- 反复喷涂表面
- 墙壁最少的房子
- 杀虫剂耐药性
- 社会接受度
- 反复喷洒后出现社区疲劳

户外空间喷洒

- 社区同意或参与决策
- 培训
- 适当的目标(需要高质量的监测、病例记录和对后续传播的预测)
- 对益虫或其他动物(如蜜蜂)的潜在不良影响

媒介控制急需填补的一个空白是需要进行纵向的、长期的国际监测和研究，以确定昆虫学和流行病学的效力，阐明当同时使用几种干预措施时，哪些干预措施可带来哪些好处，并评估杀虫剂的耐药性。

（1）杀虫剂评价和昆虫学试验

与会者简要介绍了对杀虫剂用于媒介控制的安全性和有效性的评价。WHO 杀虫剂评估计划通过有效性（如特定的杀虫剂是否能降低媒介致病力，是否能有助于实现公共卫生效益）和安全性（如对人类、生物多样性和生态系统产生短期或长期不利影响的可能性）的证据来评估媒介控制产品。从实验室到广泛使用，新杀虫剂的评估分为四个阶段。

伦理监督的评价应包括考虑在参与的社区和个人中公平分享利益，无论他们在干预组还是在对照组；向试验对象提供全面的信息；试验对象有权拒绝或退出试验（虽然在社区的现场试验中，这可能是困难的）。必须密切监测在实验棚里睡觉的志愿者、喷洒操作人员和蚊帐洗涤者的健康状况，以准确评估和减轻风险。对整个社区进行的干预应该采取某种形式的集体决策。与会者注意到，类似的关于同意的伦理问题曾经出现过，并在其他情况下进行了讨论，如随机分组试验[18-19]。

一旦 WHO 和/或地方机构宣布杀虫剂可以安全使用，就会出现许多伦理问题。与会者注意到，一般而言，家庭干预措施是自愿的，或受到免费提供和社区参与的鼓励，例如长效杀虫剂处理蚊帐和喷洒可残留的室内杀虫剂。在室外喷洒杀虫剂时，应注意取得同意，例如从个别家庭和/或社区获得同意。有必要对政策选择进行进一步的伦理分析。

（2）杀虫剂耐药性

使用杀虫剂控制媒介的另一个问题是媒介的抗药性问题日益严重。这个问题与抗生素耐药性问题类似，经常或不适当地使用杀虫剂对付媒介种群（或农业害虫）往往导致耐药媒介的自然选择。通过按蚊（疟疾传播媒介）和伊蚊（虫媒病毒传播媒介）的情况可以最容易理解这一机制。然而目前在监测和研究媒介耐药性方面还存在很多欠缺。有实证的问题包括杀虫剂耐药性对公共卫生目标（即疾病控制）的具体影响，以及不同地区不同媒介的全球耐药性模式。从伦理上讲，重要的是权衡疾病控制的短期收益与由于耐药性导致控制失败后的长期危害。应该进行更多的研究（包括对具体的控制措施进行研究）来预测和避免这种危害，而且可能是非常严重的危害，即如果当前杀虫剂失效，又没有及时使用其他替代措施(例如非杀虫剂环境媒介管理),可能导致 VBDs 重现。

在缺乏监测和研究杀虫剂耐药性综合平台的背景下,全球杀虫剂耐药性网络(https://win-network.ird.fr/)成了最近有希望的一环,该网络连接了 18 个国际公认的媒介研究机构,在全球跟踪传播虫媒病毒的蚊子对杀虫剂的耐药性模式。其目的是识别在耐药性监测方面的空白,确定由于耐药性造成的控制失败,填补关于杀虫剂耐药性的知识空白,并协助在耐药性管理方面做出决策。

(3) 寨卡病毒媒介控制会议纪要

近期举行的寨卡病毒媒介控制会议(2017 年 2 月 21 日至 23 日,日内瓦)也就虫媒病毒控制方面的类似空白进行了通报,包括:

- 缺乏针对伊蚊媒介控制标准的循证研究方案。

- 实验室能力不足,特别是在流行地区。

- 缺乏明确的昆虫学阈值来预测流行病。

- 缺乏研究来描述群体免疫、病毒血清型和当地环境因素对传播的复杂影响。

在虫媒病毒控制方面的这些差距说明了 VBDs 的复杂性,人们对 VBDs 的忽视,以及很难预测突然流行罕见病原体的后果。最近突发的寨卡病毒和长期存在的全球虫媒病毒病的负担表明,必须采取更多行动来填补空白,以便尽早避免更多的危害,这是伦理上的当务之急。

(4) 强制性干预措施

与会者向决策者提出了一个关键的伦理问题:什么时候迫使、授权或强制参与媒介防制措施是正当的? 例 6 列出了提高参与度的方法。

例 6 ┃ 媒介控制的激励、强制和执行措施

- 鼓励参与;

- 对不参加者罚款或约束;

- 按地点公开报告媒介和/或疾病流行情况;

- 由公共卫生官员进行家庭干预;

- 因不参与而被起诉;

- 不参与将面临监禁或严厉制裁。

与会者讨论了在哪些情况下可使用强制措施。过去,在消灭黄热病运动中(例如在 20 世纪 30 年代的巴西)使用了强制性媒介控制政策,当时检查人员有权进入家庭住所并对蚊子滋生地进行干预。类似的政策仍然存在,特别是在控制无法治疗的虫媒病毒病方面(如登革热)。古巴和新加坡雇用了大量的蚊子检查员,如果认为蚊子滋生的风险很高,他们有权在未经业主同意的情况下进入房屋。同样,一些国家也有法律规定强制社区遵守蚊虫防制措施。例如,印度、马来西亚、新加坡、斯里兰卡和美国佛罗里达州已立法对未能对住宅和建筑物上的蚊子进行干预的个人或政府实体进行罚款或以其他方式起诉[21-23]。一些司法管辖区曾考虑过判处监禁(如果真有这种考虑的话),但很少实施,部分原因是其他类型的强制措施通常足以实现公共卫生目标。

确定对蚊子防制措施依从性差时可以督促其改变,但是应该为政策制定提供有关伦理考虑的信息,例如被污名化的风险。会议讨论了一些个人受到伤害(例如失去工作)的例子,因为社区中的其他人认为某个家庭是 VBDs 暴发的源头。为了克服这种紧张关系,新加坡有一个"登革热社区警报系统",在这个系统中,实现公共卫生目标的价值与保护个人隐私以及避免个人污名的价值是隐性平衡的。该系统不是针对已确定有蚊子滋生的个别住宅或建筑物,而是用表示登革热病例数量的颜色代码来识别邻近地区(为个人匿名)。不过值得注意的是,无论居住在这些社区的个人是否遵守了防制措施,这都可能给他们带来污名。

会议专家指出,在不同情况下,不同的战略可能都是合理的,可以区分对流行病爆发的反应和常规控制,并将媒介控制中的强制措施确定为需要进行全面伦理分析的问题。

3. 人工诱捕法

人工诱捕法指人类扮演蚊子"陷阱"的角色,这是目前许多昆虫学监测和 VBDs 研究项目的"黄金标准",使人们获得了许多其他方法无法获得的有关生物学、昆虫学和媒介传播的宝贵知识[24]。但是,与会专家同时认识到,从伦理上必须防止对实施人工诱捕的志愿者或雇员造成伤害。可能的保障措施包括选择有较低风险罹患严重疾病的志愿者,限制轮班时间,确保优先获得预防和治疗,并最终开发机械陷阱。

目前还没有机械诱捕器既能像人工诱捕法一样提供相同信息,又能降低对志愿者和雇员的绝对伤害,即使经常接触受感染的媒介[25]。其中一个突出的潜在问题是,不同司法管辖区的法律、伦理监督和实践存在很大差异[26]。例如,巴西已经禁止人工诱捕法,这就削弱了疟疾监测;而美国的机构审查委员会很少批准涉及人工诱捕法的研究。应制定统一的伦理指南并加强地方伦理能力建设,以确保人工诱捕法的公共卫生和研究利益与对个人的风险相平衡。

Ⅶ 预防、治疗和研究

1. 疟疾的预防和治疗

在认识到长期忽视疟疾这一全球重要疾病的严重后果之后,全球疟疾控制自 21 世纪初以来已得到显著改善,得到了新的资金资助,并启动了相关研究和公共卫生行动。例如,自 2000 年以来,撒哈拉以南非洲地区 5 岁以下有疟疾风险的儿童在长效杀虫剂蚊帐里睡觉的比例从 2% 上升到 68% 左右,其中 30%～80% 的儿童在感染后可获得青蒿素联合治疗。这使得与疟疾有关的儿童死亡率和疟疾病例总数显著下降[8]。

然而,仍然存在很多差距。在非洲有疟疾传播风险的 91 个国家中,84 个国家正存在疟疾传播。大规模的间歇性预防治疗被广泛应用,但具体实施情况却各有不同。例如,2015 年在撒哈拉以南非洲,只有 31% 的孕妇可以获得两个或两个以上剂量的间歇性预防治疗。另外,各地在全人群服药后的数据收集和监测工作还有巨大的差距[8]。与此同时,蚊子的杀虫剂耐药性一直在增加,这可能是认识不足的问题,因此,迫切需要准确认识杀虫剂耐药性与公共卫生成果之间的关系。此外,目前尚不清楚疟疾寄生虫的青蒿素耐药性从东南亚传播到非洲会对公共卫生产生的影响[27],需要密切监测和进一步研究。

间日疟是另一个迫在眉睫的挑战。随着对恶性疟疾(疟疾最致命的一种形式)控制的增加,间日疟原虫的相对重要性也在增加,间日疟原虫分布最广泛,更难以明确治疗,而且更经常导致无症状感染。控制间日疟的当务之急包括更好地了解无症状感染的流行病学和传播,从而了解如何治疗无症状病例,以及研究和实施新的、毒性较小的治疗方法。

2. 伊蚊传播疾病的研究重点

由于长期被忽视,对 VBDs 临床和流行病学认识存在空白,但这并非不可避免。应该开展更多的、从基础科学到具体实施的研究,为个人和社区实现最大的健康效益。随着 VBDs 公共卫生规划朝着诸如消除 VBDs 等宏伟的目标迈进,就必须填补更多空白,以防止规划失败和危害反弹。

会议简要介绍了一些重要的研究空白,包括缺乏针对大多数 VBDs 的疫苗。如上所述,当准备应用新疫苗时,应进行更多的实施研究,并应前瞻性地监测新疫苗的长期效力。

改进监测技术的研究是另一个重点。应确定威胁公共卫生的杀虫剂和抗生素耐药性的阈值。需要可行的媒介监测方法,在所有流行环节中提供相关数据,最好减少使用人工诱捕法。同样,人类监测需要准确、可靠的测试和新数据的快速整合,因此,迫切需要新的测试和分析能力建设。虽然纵向队列研究在方法上是理想的,但它们成本高且复杂,因而应该测试横断面血清阳性率调查在确定疾病流行病学方面的效用。

技术和伦理专家强调有必要改进数据的使用来预测疾病暴发及其严重程度。例如,气候变化和其他环境因素可能增加疾病暴发的可能性和规模。目前有希望的早期研究包括整合现有的气候数据来开发预测模型,这些模型已被证明能够提高媒介控制干预措施的成本效益,从而让投入的每一份资金和努力都能避免更多的危害。从长期来看,这些模型可用于预测气候变化导致 VBDs 风险增加的热点地区,并更好地预防或减轻危害。

一些与会者进一步强调需要进行更多关于实施方面的研究,包括社会科学研究,以增进对人类行为在疾病传播中所起作用的了解,并促进对媒介控制干预措施的参与。研究应包括媒介控制和公共卫生干预伦理,以及社会和文化方面更具体的工作。随着疾病在国家内部和国际间的大面积传播,不同环境中的人们必须共同努力,以实现和维持减少 VBDs 负担的公共卫生效益。

3. WHO 研究与发展观测网站

虽然 WHO 正式将 8 个 VBDs 列为被忽视的 VBDs(表 3-5),但从更广泛的伦理意义上说,对 VBDs 的忽视仍然普遍存在,必须从伦理上扭转这种忽视。最近的积极趋势包括为疟疾控制提供更多资金(过去 10 年,疟疾控制使全球负担减半),以及为登革热和寨卡病毒感染等其他疾病提供更多资金。然而,如果寨卡病毒在过去得到更多关注的话,它的暴发就可以得到更好地预测,并避免重大危害。同样,黄热病疫苗接种不足和疫苗库存不足是 2016 年疫情的主要原因,在会议召开时,疫情已在巴西造成 1 538 人感染,确诊病例中病死率为 34%[28]。更普遍的是,VBDs 研究和控制规划的资金不足阻碍了减少或消除重大全球疾病负担所需工具的开发和使用。

表 3-5　WHO 对媒介传播疾病和被忽视的媒介传播疾病的分类

Vector-borne 媒介传播疾病	Neglected vector-borne 被忽视的媒介传播疾病
Malaria 疟疾	Chagas disease 恰加斯病
Yellow fever 黄热病	Dengue 登革热
Zika virus 寨卡病毒病	Dracunculiasis(guinea-worm disease)麦地那龙线虫病(几内亚蠕虫病)
Japanese encephalitis 流行性乙型脑炎	Lymphatic filariasis 淋巴丝虫病
Chikungunya 基孔肯雅病	Leishmaniasis 利什曼病
Relapsing fever(borreliosis)回归热(螺旋体病)	Onchocerciasis(river blindness)盘尾丝虫病(河盲病)
Crimean-Congo haemorrhagic fever 克里米亚—刚果出血热-刚果出血热	Schistosomiasis 血吸虫病
Lyme disease 莱姆病	Human African trypanosomiasis (sleeping sickness)非洲人类锥虫病(昏睡病)
Plague 鼠疫	
Rickettsiosis 立克次体病	
Rift Valley fever 裂谷热	
Sandfly fever(phlebotomus fever)白蛉热	
Tick-borne encephalitis 森林脑炎	
Tularaemia 土拉杆菌病	
West Nile fever 西尼罗河热	

来源:参考文献[30]

　　描述和应对被忽视的媒介传播疾病的各种手段都非常受欢迎,如 WHO 全球卫生研究与发展观测网站(http://www.who.int/research-observatory/en/)。该观测网站是"全球人类疾病卫生研究与开发活动中所有信息和分析的全面和集中来源",可以用于回顾研究经费的国际趋势。例如,在会议期间,根据最新的数据,对每个残疾调整生命年的投资(美元):HIV 感染为 10,结核病12,疟疾 13,登革热 50,恰加斯病 43,盘尾丝虫病 16.7,利什曼病 16,血吸虫病6.6,淋巴丝虫病 5.2。理想情况下,诸如观测网站这样的资源将通过关注市场失灵和确定少量额外投资可能产生显著公共卫生收益的情况,确保疾病负担与资金之间更好地匹配。

4. 人类挑战性研究

在挑战性研究中,或受控的人类感染模型中,研究参与者被故意感染特定的病原体。这些研究项目可用于研究媒介和非媒介传播的疾病(例如流感)。6 500多名志愿者安全地参与了挑战研究,这提高了研究人员对VBDs生物学和防制措施的理解。这些研究的伦理问题最近在学术文献中受到关注[29-30],并成为WHO指南的主题[31]。许多伦理问题在VBDs和其他传染病的挑战研究中都很普遍。会议确定的特殊伦理问题包括:对没有治疗方法(如登革热)或感染后有长期风险(例如如果研究参与者后来又感染另一种血清型登革热,那么未来他就有重症登革热风险)的VBDs进行人体试验;运用挑战性研究测试疫苗效力,而研究终点是不伦理的或难以衡量的,例如对寨卡病毒的挑战研究,研究终点是降低先天性寨卡病毒综合征的风险。

尽管有减少登革热等疾病风险的策略(比如要求受试者对未来可能患重症登革热风险的知情同意;使用减毒病毒和以病毒血症而不是临床发病为研究终点;从很低的剂量开始加大剂量等),但与会者普遍认为,对于无法治疗的,病情有可能很严重的媒介传播病原体应该慎重采用人类挑战性研究,而且要仔细评估每个病例。同样,在寨卡病毒流行的情况下,最近美国国家过敏和传染病研究所一份关于寨卡病毒人类挑战研究报告[32]的结论是,鉴于现有的对寨卡病毒的生物学和流行病学知识,这类研究的预期收益并没有抵消其带来的风险。

会议讨论的有关一般性研究的伦理要求包括对研究的预先注册,对相关的伦理委员会进行充分培训,对受试者和更广泛人群的风险进行全面评估,通过诸如治疗和全面彻底的风险效益评估等保障措施来缓解风险,考虑以低风险的方式来获得相同的科学信息或公共卫生利益。

5. 媒介控制新技术

WHO媒介控制咨询小组通过评估新概念可能在昆虫学和公共卫生方面的效力来协助开展创新性研究,并就从实验室研究到野外释放经过改造的蚊子以及更广泛的公共卫生实施等方面的发展提供咨询。

会议简要介绍了一些可能被更广泛地用于改进当前媒介控制战略的新技术。例如,利用人类活动数据预测疫情防制措施未覆盖之处,以及利用气候数据预测与天气事件相关的疫情。其他新技术包括新的经杀虫剂处理的产品,如全屋蚊帐(而不是床用蚊帐)、"诱杀"用诱饵和对啮齿动物施用杀虫剂,以杀死以它们为食的媒介。

会议为控制蚊子传播的疾病提出了更激进的技术解决方案,包括沃尔巴克氏体和蚊子的基因改造。以下先概述这些方法,然后讨论有关的伦理问题。

(1) 沃尔巴克氏菌

沃尔巴克氏菌,又叫沃尔巴克氏体,是一种常见的细菌属,它能以共生方式感染蚊子和其他昆虫,对被感染蚊子叮咬的人类没有已知的副作用。让伊蚊属埃及伊蚊感染某些菌株可以减少登革热的传播,抑制受感染的雄蚊和未受感染的雌蚊之间的繁殖,并通过受感染的雌蚊将沃尔巴克氏体传播给后代使其在蚊子种群内传播[33]。人们希望,使用沃尔巴克氏体的干预措施最终能够显著减少埃及伊蚊传播的病原体,特别是登革热,这可能对消灭疾病做出重大贡献。沃尔巴克氏体感染的伊蚊属埃及伊蚊作为研究和登革热防制措施的一部分已放归野外,例如在澳大利亚北部[34]、新加坡、越南和巴西[35-37]。但有关该研究的有效性、实用性和任何无法预见的长期后果还没有最终确定。

(2) 转基因蚊子

目前有几个研究项目旨在对蚊子进行基因改造,以减少蚊子数量和/或疾病传播。一项特别接近实施的研究项目使用 OX513A 伊蚊,通过添加一种导致特定阶段死亡的基因对这种蚊子的基因进行了修饰。当雄性 OX513A 蚊子被释放后,基因改造过的雄性蚊子和野生雌性蚊子的后代会在发育的早期阶段死亡,从而减少蚊子的总数。和沃尔巴克氏菌一样,释放 OX513A 蚊子的目的是减少登革热等由埃及伊蚊传播的疾病。现场试验已取得昆虫学成果,下一步计划开展探索公共卫生成果的试验(例如对登革热传播的影响)[33]。与基因驱动不同(下面将讨论),这项技术并不打算在野外保留转基因蚊子(在被释放的转基因蚊子及其后代死亡后),因此需要定期释放和经常性开支。

其他研究项目包括使用成簇的规律间隔的短回文重复序列及其相关蛋白 9 (CRISPR - Cas9),这是一种被广泛应用的新型基因编辑方法。迄今为止,CRISPR - Cas9 在媒介控制研究中的主要目的是构建基因驱动,引入一种新基因(例如在蚊子种群中引入新基因),这些新基因将优先遗传给后代,随着时间的推移携带新基因的种群将会增加。这些基因可能有助于减少蚊子数量(如创造不孕雌蚊)或疾病传播(如减少蚊子或动物宿主携带病原体的习性),从而使得公共卫生得到显著改善,最终控制多种媒介传染病(如果成功开发了针对相关媒介的基因驱动）。这种方法的技术难题包括在面对进化适应性所需成本和种群交配生物障碍时基因驱动的可持续性，这可能限制转基因媒介在野外的传播和持久性。目前最先进的模式是以按蚊为目标，旨在减轻疟疾的负担，但技术专家一致认为，这些转基因按蚊还没有准备好在野外释放。公开试验的准备工作需要时间，而且必须进行仔细的前瞻性评估。

（3）伦理考虑

如果上述媒介控制的新技术是有效的，那么它们可在减少疾病负担方面带来重大公共卫生利益，然而也引起了一些伦理关注。世界卫生组织热带病研究和培训特别项目[38]、法国国家健康和医学研究所[39-40]和美国国家科学院[41]为研究人员，特别是涉及基因技术的研究人员提供了指导。也有学术伦理文献[42]涉及通过基因驱动消灭媒介物种是否符合伦理的问题。

主要的伦理问题包括潜在的生态风险、对人类和其他物种不可预见的伤害，以及干预的影响可能迅速跨国扩散。最大的担忧可能是基因驱动，因为如果成功了，将对媒介种群产生长期的、可能不可逆转的、同时又是广泛的影响。美国国家科学院的报告强调，目前的管理机制可能无法应对基因驱动研究的所有方面，尤其由于科学的快速发展，以及在野生媒介种群中进行现场试验的不确定性和潜在的国际性影响。

会议与会者讨论了可能的应对措施，包括需要确定或建立一个国际机构和/或国际管理机制，以探讨在非常不确定的情况下，转基因媒介的风险效益评估该如何为决策提供信息，并最终决定是否继续进行释放试验。一个关键的问题是，能否用风险较小的策略取得效益，以及如何在资助新技术与支持传统方法间取得平衡。

与会者普遍支持美国国家科学院报告的建议，但指出公共参与可能必须扩大到跨国或全球层面。会议上提出并支持的另一个想法是建立一个基因驱动登记处，以便更好地协调和监督多个并行的研究项目。

Ⅷ　结论及下一步工作

与会者了解了全面的技术信息，包括媒介控制的进展以及与寨卡病毒感染和黄热病暴发有关的最新进展。技术和伦理专家以及 WHO 代表有机会讨论在 VBDs 背景下出现的伦理问题，注意到一些被忽视的需要进一步努力的伦理论题,以及与更广泛传染病和生物伦理的伦理分析部分重叠的其他论题。

在会议结束前的讨论中确定的,需要进一步审议的主要的宽泛性问题包括:

• 媒介控制伦理(包括强制和授权干预、杀虫剂耐药性和新技术)。

• VBDs 中健康的环境和社会决定因素的伦理,以及需要更多细致入微的、针对具体情况的控制方法。

• VBDs 研究的伦理(包括人类挑战性研究、人工诱捕法和转基因蚊子)。

• 风险收益分析,以及决策的伦理机制,特别是关于疾病的国际流行和干预措施。

• 社区参与和风险沟通。

会议为编写 WHO 关于 VBDs 相关伦理问题的指南奠定了基础。下一步将是确定指南所需要解决的问题,并就这些问题进行进一步的研究和分析。全球卫生伦理部(在 WHO 的总部)将协调决定指南范围,并参考会议的讨论情况和本报告的内容,本报告概述了会议迄今确定和讨论的问题。

参考文献

[1] A global brief on vector-borne diseases. Geneva:World Health Organization,2014.

[2] Bailey T C,Merritt M W,Tediosi F. Investing in justice:ethics,evidence,and the eradication investment cases for lymphatic filariasis and onchocerciasis. Am J Public Health,2015, 105(4):629 - 636.

[3] Sachs J,Malaney P. The economic and social burden of malaria. Nature,2002,415(6872): 680 - 685.

[4] Hay S I,Cox J,Rogers D J,et al. Climate change and the resurgence of malaria in the East African highlands. Nature,2002,415(6874):905 - 909.

[5] McMichael A J,Woodruff R E,Hales S. Climate change and human health:present and future risks. Lancet,2006,367(9513):859 - 969.

[6] Campbell L P,Luther C,Moo-Llanes D,Ramsey JM,Danis-Lozano R,Peterson AT. Climate change influences on global distributions of dengue and chikungunya virus vectors. Philos Trans R Soc Lond B Biol Sci,2015,370(1665):20140135.

[7] Jamrozik E,Selgelid M J. Ethics,climate change and infectious disease. In:Macpherson CC, editor. Bioethical insights into values and policy. Switzerland:Springer International Publishing, 2016:59 - 75.

[8] Achieving the malaria MDG target:reversing the incidence of malaria 2000—2015.

Geneva:World Health Organization and the United Nations Children's Fund,2015.

［9］ Moser C O. Gender planning and development:theory,practice and training. London(UK): Routledge,2012.

［10］ Vannice K S,Giersing B K,Kaslow D C,et al. Meeting Report:WHO consultation on considerations for regulatory expectations of Zika virus vaccines for use during an emergency. Vaccine, 2016, Dec 1. pii:S0264 - 410X(16)30969—0. doi:10. 1016/j. vaccine. 2016. 10. 034［Epub ahead of print］.

［11］ Zika Ethics Consultation:ethics guidance on key issues raised by the outbreak. Washington(DC):Pan American Health Organization,2016.

［12］ Quantitative risk assessment of the effects of climate change on selected causes of death,2030s and 2050s. Geneva:World Health Organization,2014.

［13］ Hales S,De Wet N,Maindonald J,Woodward A. Potential effect of population and climate changes on global distribution of dengue fever:an empirical model. Lancet,2002,360(9336): 830 - 834.

［14］ Burden of disease from household air pollution for 2012. Geneva:World Health Organization, 2014.

［15］ Ambient air pollution:a global assessment of exposure and burden of disease. Geneva: World Health Organization,2016.

［16］ Global vector control response 2017—2030. Geneva:World Health Organization,2017.

［17］ Vector-borne diseases. In:WHO/Media centre［website］. Geneva:World Health Organization;2017(http: // www. who. int/mediacentre/factsheets/fs387/en/, accessed November 2017).

［18］ Sim J,Dawson A. Informed consent and cluster-randomized trials. Am J Public Health, 2012,102(3):480 - 485.

［19］ Weijer C,Grimshaw J M,Eccles M P,et al. The Ottawa statement on the ethical design and conduct of cluster randomized trials. PLoS Med,2012,9(11):e1001346.

［20］ Löwy I. Epidemiology, immunology, and yellow fever: the Rockefeller Foundation in Brazil,1923—1939. J Hist Biol,1997,30(3):397 - 417.

［21］ Boo CS. Legislation for control of dengue in Singapore. Dengue Bull,2001,25:69 - 73.

［22］ Teng A K,Singh S. Epidemiology and new initiatives in the prevention and control of dengue in Malaysia. Dengue Bull. 2001,25:7 - 12.

［23］ Viennet E,Ritchie S A,Williams C R,Faddy H M,Harley D. Public health responses to and challenges for the control of dengue transmission in high-income countries:four case studies. PLoS Negl Trop Dis,2016,10(9):e0004943.

［24］ Jamrozik E, Fuente-Núñez V, Reis A, Ringwald P, Selgelid M J. Ethical aspects of malaria control and research. Malaria J,2015,14(1):518.

［25］ Gimnig J E,Walker E D,Otieno P,et al. Incidence of malaria among mosquito collectors conducting human landing catches in western Kenya. Am J Trop Med Hyg, 2013, 88(2):301 - 308.

［26］ Achee N L,Youngblood L,Bangs M J,Lavery J V,James S. Considerations for the use of human participants in vector biology research:a tool for investigators and regulators. Vector Borne Zoonotic Dis,2015,15(2):89 - 102.

［27］ Lu F, Culleton R, Zhang M, et al. Emergence of indigenous artemisinin-resistant Plasmodium falciparum in Africa. N Engl J Med,2017,376(10):991 - 993.

[28] Yellow fever-Epidemiological update 16 March 2017. In. Epidemiological alerts by disease [website]. Washington(DC): Pan American Health Organization;2017(http://www. paho. org/hq/index. php? option = com_content&view= article&id = 13068: 16-march-2017-yellow-fever-epidemiological-update&catid = 2103: recent-epidemiological-alerts-updates&Itemid = 42346&lang = en, accessed November 2017. http://www2. paho. org/hq/index. php? option=com_docman&task=doc_view&Itemid=270&gid= 38796&lang=en).

[29] Bambery B, Selgelid M, Weijer C, Savulescu J, Pollard A J. Ethical criteria for human challenge studies in infectious diseases. Public Health Ethics,2015,9(1):92 - 103.

[30] Darton T C, Blohmke C J, Moorthy V S, Altmann D M, Hayden F G, Clutterbuck E A, et al. Design, recruitment, and microbiological considerations in human challenge studies. Lancet Infect Dis,2015,15(7):840 - 851.

[31] Human challenge trials for vaccine development: regulatory considerations. Geneva: World Health Organization,2016.

[32] Ethical considerations for Zika virus human challenge trials: report and recommendations. Seattle(WA): Seattle Children's Research Institute,2017(https://www. niaid. nih. gov/sites/default/files/Ethics ZikaHuman Challenge Studies Report 2017. pdf).

[33] McGraw E A, O'Neill S L. Beyond insecticides: new thinking on an ancient problem. Nat Rev Microbiol,2013,11(3):181 - 193.

[34] Hoffmann A A, Montgomery B L, Popovici J, et al. Successful establishment of Wolbachia in Aedes populations to suppress dengue transmission. Nature,2011,476 (7361):454 - 457.

[35] Jeffery J A L, Yen N T, Nam V S, Hoffmann A A, Kay B H, Ryan P A. Characterizing the Aedes aegypti population in a Vietnamese village in preparation for a Wolbachia-based mosquito control strategy to eliminate dengue. PLoS Negl Trop Dis,2009,3(11): e552.

[36] Chang M S, Christophel E-M, Gopinath D, Abdur R M. Challenges and future perspective for dengue vector control in the Western Pacific Region. Western Pac Surveill Response J,2011,2(2):9 - 16.

[37] Wolbachia-Aedes mosquito suppression strategy. Singapore: National Environment Agency, 2017 (http://www. nea. gov. sg/public-health/environmental-public-health-research/wolbachia-technology, accessed November 2017).

[38] Guidance framework for testing of genetically modified mosquitoes. Geneva: World Health Organization on behalf of the Special Programme for Research and Training in Tropical Diseases,2014.

[39] Hirsch F, Lévy Y, Chneiweiss H. Crispr-cas9: A European position on genome editing. Nature,2017,541(7635):30.

[40] Chneiweiss H, Hirsch F, Montoliu L, Müller A M, Fenet S, Abecassis M, et al. Fostering responsible research with genome editing technologies: a European perspective. Transgenic Res,2017,26(5):709 - 713.

[41] Gene drives on the horizon: advancing science, navigating uncertainty, and aligning research with public values. Washington(DC): National Academy of Sciences,2016.

[42] Pugh J. Driven to extinction? The ethics of eradicating mosquitoes with gene-drive technologies. J Med Ethics,2016.

附录　与会者名单

专家

Bernard Baertschi,瑞士日内瓦大学

Cheryl Cox Macpherson,格林纳达圣乔治大学

Christiane Druml,奥地利维也纳医科大学

François Hirsch,法国国家健康与医学研究院

Aamir Jafarey,巴基斯坦信德省泌尿外科和移植研究所生物医学伦理与文化中心

Zeb Jamrozik,澳大利亚蒙纳士大学

Bocar Kouyaté,布基纳法索努纳卫生研究中心

Florencia Luna,阿根廷国家科学和技术研究理事会,拉丁美洲社会科学大学

Lee Ching Ng,新加坡国家环境局

Francine Ntoumi,刚果医学研究基金会,刚果马里安·恩古瓦比大学,德国图宾根大学

Ron Rosenberg,美国疾病预防与控制中心

Thomas Scott,美国加州大学戴维斯分校

Michael Selgelid,澳大利亚蒙纳士大学

Jerome Singh,南非夸祖鲁·纳塔尔大学,加拿大多伦多大学

资助机构

苏珊娜·豪斯曼·米勒,瑞士发展和合作署联邦外交部

凯瑟琳·利特尔,英国惠康信托公司

WHO

Ties Boerma,卫生系统和创新、信息、证据与研究部,主任,日内瓦

Anna Drexler,艾滋病病毒/艾滋病、结核病、疟疾和被忽视的热带病,媒介
和生态管理部,技术干事,日内瓦

Gaya Gamhewage,WHO 突发卫生事件规划,传染病危害管理,专家网络
和干预措施部,主任,日内瓦

Ki-Hyun Hahm,WHO 卫生系统部西太平洋区域办事处,技术干事,马尼拉

Margaret Harris,WHO 突发卫生事件规划,传染病危害管理部,日内瓦

Patrik Hummel,卫生系统和创新、信息、证据与研究部,研究、伦理与知识
管理,全球卫生伦理部,顾问

Ronnie Johnson,WHO 家庭、妇女和儿童健康、生殖健康和研究、产妇围产
期保健以及防止不安全堕胎部,科学家,日内瓦

Vannda Kab,WHO 国家办事处,技术干事,柬埔寨

Ahmed Mandil,WHO 西太平洋区域办事处研究发展和创新部,协调员,马
尼拉

Vasee Moorthy,卫生系统和创新、信息、证据与研究部,研究、伦理与知识
管理部,协调员,日内瓦

Mariam Otmani del Barrio,艾滋病病毒/艾滋病、结核病、疟疾和被忽视热
带病,WHO 热带病、媒介、环境、社会研究和培
训特别方案部,技术干事,日内瓦

Martha Quinones Pinzon,艾滋病病毒/艾滋病、结核病、疟疾和被忽视的热
带病,全球疟疾方案,昆虫学和媒介控制部,技术
干事,日内瓦

Caron Rahn Kim,家庭、妇女和儿童健康,生殖健康和研究,产妇围产期健
康,防止不安全堕胎部,卫生干事,日内瓦

Andreas Reis,卫生系统和创新、信息、证据与研究部,研究、伦理与知识管理,全球卫生伦理部,技术干事,日内瓦

Nigel Rollins,家庭、妇女和儿童健康,产妇、新生儿、儿童和青少年健康,研究和发展部,卫生干事,日内瓦

Abha Saxena,全球卫生伦理,卫生系统和创新、信息、证据与研究部,研究、伦理与知识管理部,协调员,日内瓦

Rajpal Singh Yadav,艾滋病病毒/艾滋病、结核病、疟疾和被忽视的热带病,媒介和生态管理部,科学家,日内瓦

Kirsten Vannice,家庭、妇女和儿童健康,免疫,疫苗和生物制品,疫苗研究新方案部,科学家,日内瓦

Raman Velayudhan,艾滋病病毒/艾滋病、结核病、疟疾和被忽视的热带病,媒介和生态管理部,协调员,日内瓦

Sina Zintzmeyer,小儿麻痹症,紧急情况和国家合作,寨卡病毒应急响应部,项目管理官员,日内瓦

媒介传播疾病与沉重的负担有关,特别是在贫穷和弱势的社区。它们通过媒介传播,需要特别的公共卫生措施进行干预,因此引发了独特的伦理问题。适当的决策常常不仅需要明确考虑科学问题,而且需要考虑伦理问题。以前没有对 VBDs 控制和研究中出现的伦理问题进行分析,这些分析正是进一步改进公共卫生规划所需要的,因此 WHO 成员国在这方面缺乏具体指导。2017 年 2 月 23 日至 24 日,WHO 举行了一次研讨会,以确定与 VBDs 相关的伦理问题。会上,超过 25 名国际和 WHO 专家讨论了与 VBDs 相关的突出伦理问题。他们特别强调了如下问题:健康的环境和社会决定因素、媒介控制伦理(包括新技术)、监测和研究中的有关伦理,以及大规模公共卫生干预的伦理。

全球健康伦理小组

研究、伦理与知识管理组

信息、证据与研究部

媒介与生态管理

被忽视的热带病控制部

世界卫生组织

地址:Avenue Appia 20 1211 Geneva27